歯科衛生
ケアプロセス
Dental Hygiene Process of Care

監修／下野正基

編著／佐藤陽子・齋藤 淳　　著／下野正基・保坂 誠・Ginny Cathcart

医歯薬出版株式会社

This book is originally published in Japanese
under the title of :

SHIKAEISEI KEA PUROSESU
(Dental Hygiene Process of Care)

Editors:

SHIMONO, MASAKI
   Emeritus Professor,
   Tokyo Dental College

SATO, YOKO
   Senior Instructor,
   Miyagi Advanced Dental Hygienist College

SAITO, ATSUSHI
   Professor,
   Tokyo Dental College

© 2007   1st ed

ISHIYAKU PUBLISHERS, INC.
   7-10, Honkomagome 1 chome, Bunkyo-ku,
   Tokyo 113-8612, Japan

監修のことば

　高齢社会を迎えた今，疾病構造の変化とも密接に関連して，健康に対する考え方が大きく変化しました．これまで保健医療の分野では，疾病の状態にのみ大きな関心が払われてきましたが，近年は患者のwell-being（満足のいく状態）やQuality of Life（QOL：生活の質）についても考慮されるようになり，その重要性が認識されるようになっています．

　齲蝕，歯周病などの口腔疾患についても，「キュア（cure）からケア（care）へ」といわれているように，疾病予防と健康増進が注目され，予防の中心にケアがおかれるようになってきています．口腔疾患の予防や健康増進の視点から，歯科衛生士によるケアは疾病を持つ患者に限定されるものではなく，健康な人にも提供されるようになり，歯科衛生士が活躍する場は今後ますます広がると期待されています．しかし，これまでケアの内容は画一的で，標準的なものが多く，個々のニーズに対応できていないという批判もありました．

　そこで，「歯科衛生ケアプロセス」という概念が生まれました．これは，対象者にとって最も望ましい支援はどんなことかを歯科衛生士が自ら考え，計画的，個別的，論理的，科学的に歯科衛生ケアを実践するためのツールです．この概念はすでにアメリカ，カナダの歯科衛生士校のカリキュラムに取り入れられています．日本でもこれからは歯科衛生士には技術的なこと以上に，問題解決のための科学的な思考がより強く求められるようになるでしょう．

　口腔疾患の予防や対象者の健康増進のために現場で活躍している歯科衛生士の方々，そして将来そのプロフェッションとなる歯科衛生士学校の学生の皆さんには，是非本書を読んで，理解していただきたいと思います．また，現在の歯科衛生士の教育・臨床を知り，今後の歯科衛生士のあり方について考えていただくために，歯科医師のみならずその他のヘルスケア職種の方々にもご一読いただきたく，ここに監修いたします．

　平成19年1月

監修　下野　正基

本書によせて

オールドドミニオン大学歯科衛生学科 教授
International Journal of Dental Hygiene 副編集長

ミシェル・L・ダービー

　歯科衛生士は人々にオーラルヘルスケアサービスを提供する責任と義務をもつ専門職です．ヘルスケアにおいて歯科衛生士がその職務を果たすためには，システマティックな臨床へのアプローチが必要であり，これが「歯科衛生ケアプロセス」です．歯科衛生ケアプロセスは対象となる人に歯科衛生ケアを提供するための考え方であり，世界で広く受け入れられています．

　このたび，日本で出版された「歯科衛生ケアプロセス」は，その背景や概念，そして臨床における実践について詳細に解説しています．歯科衛生ケアプロセスは専門職としての歯科衛生士の基盤であり，あらゆる現場の対象者に，質の高い，根拠に基づいたケアを提供するための枠組みとなります．このプロセスの応用は，単なる標準的なケアの提供ではなく，対象者の個別のニーズに焦点をあてることにつながるのです．

　本書を読み進めることにより，読者は，臨床家，ヘルスプロモーション・予防の専門家としての歯科衛生ケアプロセスの応用について理解を深めていくことでしょう．さらに，プロセスの展開には，クリティカル思考や科学的な意思決定が要求されることを実感すると思います．対象者のニーズに対応するためには，歯科医師をはじめとするヘルスケア職種との連携が重要となります．

　本書は日本における歯科衛生の1つの標準となるテキストであり，すべての歯科医師や歯科衛生士が，歯科衛生士の業務や社会への貢献についてあらためて考えるきっかけになると思います．本書が歯科衛生士の臨床および職業の向上に大きく貢献することと確信しています．

2007年1月

Michele Leonardi Darby, BSDH, MS
Eminent Scholar and Graduate Program Director
Old Dominion University
Gene W. Hirschfeld School of Dental Hygiene
Norfolk, VA, USA

はじめに

　近年，疾病構造の変化やニーズの多様化にともなって，全人的，包括的なケアを提供することが歯科衛生士には求められています．しかし，実際は，個々の対象者のニーズに適切に対応すべく，多くの歯科衛生士が臨床の現場で苦慮しています．一方，歯科衛生士教育が3年制以上となり，学生は増加する学習内容を吸収するなかで，知識をどのように実際の臨床に結びつけるべきかとまどっています．このような問題を解決するための一助として，本書が企画されました．

　歯科衛生ケアプロセス（Dental Hygiene Process of Care）は，アメリカで理論構築された，歯科衛生臨床・教育の骨格をなす概念です．これは，対象となる人のことを考える思考過程であり，問題を見いだし，科学的な意思決定を行い解決していくことで，個別のニーズに応じた，根拠に基づいたケアを目指しています．

　歯科衛生ケアプロセスは，幅広い基礎知識と技術をベースに，論理的に考える訓練をし，保健行動や歯科衛生の理論を学び応用することによって効果的に展開できます．歯科医師をはじめとするヘルスケアチームのなかで，歯科衛生士としての専門性を常に意識し，プロセスに反映させることも重要となります．今後，歯科衛生士が自らの方向性を考えていくうえで，歯科衛生に関する研究は必須であり，重要な研究テーマは歯科衛生ケアプロセスに基づいた実践から数多く抽出されてくるでしょう．

　このような努力を続けることが歯科衛生士の臨床の科学化につながり，ひいては，人々の健康増進や生活の質（QOL）の向上に寄与すると確信しています．日本の現状に適応した歯科衛生ケアプロセスを追求していくなかで，真の専門職としての歯科衛生士の役割が望ましいかたちで確立されることを願っています．

平成19（2007）年1月

著者一同

歯科衛生 ケアプロセス
Dental Hygiene Process of Care

Contents

第1章 歯科衛生ケアプロセスの概要　　1

1. 歯科衛生ケアプロセスとは　　佐藤陽子　1

2. 問題解決と意思決定が大きな柱　　齋藤 淳　1

3. 歯科衛生ケアプロセスの背景　　Ginny Cathcart　2
- アメリカにおける背景　　3
- カナダにおける背景　　4

4. 歯科衛生ケアプロセスに基づいたケアとは　　佐藤陽子　5

第2章 歯科衛生ケアプロセスの構成要素　　7

1. アセスメント　　7
- 歯科衛生ケアプロセスを実践する前の準備　　佐藤陽子　7
- アセスメントの構成と流れ　　8
- 集めた情報を処理するために　　14
- 歯科衛生士とクリティカル思考　　下野正基　14

2. 歯科衛生診断　　佐藤陽子・齋藤 淳　18
- 歯科衛生士の科学的な判断　　18
- 歯科診断ではありません　　20
- 歯科衛生診断の目的は？　　20
- 歯科衛生診断文を書いてみましょう　　21

- ■ 診断文を書くためのルール …………………………………………………… 23
- ■ クリティカル思考が必要 ……………………………………………………… 26
- ■ 歯科衛生診断がもたらすものは？ …………………………………………… 26

3. 計画立案　29

I　計画立案の考え方　29
- ■ 計画を立てるということ ………………………………………… 佐藤陽子… 29
- ■ 計画立案とコミュニケーション ………………………………… 保坂　誠… 30
- ■ 疫学は実際の臨床に何をもたらすのか？ ……………………… 下野正基… 35
- ■ 予防の概念を理解して計画を立案する ……………………………………… 36
- ■ リスク因子への対応を考える …………………………………… 齋藤　淳… 39
- ■ 保健行動の理論を理解する ……………………………………… 保坂　誠… 41
- ■ 保健行動への導き方 …………………………………………………………… 42
- ■ ヒューマンニーズ概念モデルと歯科衛生ケアプロセス ……… 齋藤　淳… 44
- ■ 歯科衛生ヒューマンニーズ概念モデルの応用 ……………………………… 44
- ■ QOLに焦点を当てた計画立案を目指す ……………………………………… 48
- ■ 口腔関連QOLモデル …………………………………………………………… 49
- ■ 口腔関連QOLの歯科衛生モデルの応用 ……………………………………… 50
- ■ ポイントはセルフケア能力の向上 ……………………………… 佐藤陽子… 52
- ■ 対象者の文化的背景への配慮が大切 ………………………………………… 54
- ■ ヘルスケアチームにおける歯科衛生士の役割を考えていく ……………… 55

II　歯科衛生ケアプラン　佐藤陽子　56
- ■ 歯科衛生ケアプランの構成 …………………………………………………… 56
- ■ 期待される結果の記述 ………………………………………………………… 58
- ■ 歯科衛生ケアプランは歯科衛生士の臨床の基本 …………………………… 60

4. 実　施　64
- ■ 実施の前準備 ……………………………………………………… 保坂　誠… 64
- ■ 学習理論の応用 ………………………………………………………………… 68
- ■ コンプライアンス行動とセルフケア行動 …………………………………… 70

- ■ 実施の流れ 　　　　　　　　　　　　　　　　　　　　　　　　　　　佐藤陽子　72
- ■ 記録はケアの共有と評価につながります 　　　　　　　　　　　　　　　　　　72
- ■ SOAP は科学性のある記録 　　　　　　　　　　　　　　　　　　　　　　　　73
- ■ 歯科衛生ケアの記録に求められるもの 　　　　　　　　　　　　　　　　　　　74

5．評　価　　　　　　　　　　　　　　　　　　　　　齋藤　淳・佐藤陽子　76

- ■ 評価には標準と基準が大切 　　　　　　　　　　　　　　　　　　　　　　　　76
- ■ 歯科衛生ケアプロセスにおける評価 　　　　　　　　　　　　　　　　　　　　77
- ■ 評価の方法 　　　　　　　　　　　　　　　　　　　　　　　　　　　　　　　77
- ■ 「目標」「期待される結果」の達成度 　　　　　　　　　　　　　　　　　　　78
- ■ 評価において重要なこと 　　　　　　　　　　　　　　　　　　　　　　　　　80
- ■ 質の保証の意味を考える 　　　　　　　　　　　　　　　　　　　　　　　　　82

第3章　研究と教育における歯科衛生ケアプロセス　　　　84

1．歯科衛生ケアプロセスと研究　　　　　　　　　　　　　　　齋藤　淳　84

- ■ 専門職には研究活動が必要 　　　　　　　　　　　　　　　　　　　　　　　　84
- ■ 研究のプロセスでもある歯科衛生ケアプロセス 　　　　　　　　　　　　　　　84

2．教育における重要性　　　　　　　　　　　　　　　　　　　　　　　　85

- ■ アメリカ，カナダにおける教育 　　　　　　　　　　　　　　Ginny Cathcart　85
- ■ 日本の歯科衛生士教育になぜ必要？ 　　　　　　　　　　　　　　　佐藤陽子　87

3．まとめ　　　　　　　　　　　　　　　　　　　　　佐藤陽子・齋藤　淳　88

Appendices 89

① 保健行動の理論　　　　　　　　　　　　　　　　　　　　　　保坂　誠　89

1．保健信念モデル ……………………………………………………………… 89
- 保健信念モデルにおける自己効力感 ………………………………………… 89
- 保健信念モデルの歯科衛生への応用 ………………………………………… 90

2．ローカス・オブ・コントロール …………………………………………… 92

3．多属性効用理論 ……………………………………………………………… 93
- 多属性効用理論の歯科衛生への応用 ………………………………………… 94
- 意思の決定にはいろいろな要因が関わっています ………………………… 96

4．プリシード/プロシードモデル …………………………………………… 96
- プリシード/プロシードモデルと保健行動 ………………………………… 97
- プリシード/プロシードモデルの歯科衛生への応用 ……………………… 98

5．自己管理スキル ……………………………………………………………… 98

② 歯科衛生ヒューマンニーズ・アセスメント用紙　　　　　　佐藤陽子　100

③ 歯科衛生ヒューマンニーズ概念モデルに基づいた歯科衛生診断文の記述　　　　　　齋藤　淳　102

④ 症例展開　　　　　　　　　　　　　　　　　　佐藤陽子・齋藤　淳　104

文　献　108

索　引　114

第1章
歯科衛生ケアプロセスの概要

行動目標
1) 歯科衛生ケアプロセスの概念と構成要素について説明する
2) 歯科衛生ケアプロセスの背景を説明する
3) 科学的な思考過程について考察する

1. 歯科衛生ケアプロセスとは

　歯科診療室のある場面を想像してみましょう．来院された患者さんに，歯科衛生士はどのように関わるでしょうか．その患者さんを知り，困りごとについて耳を傾け，歯科衛生士として必要な支援を一生懸命考えるはずです．そして，その人のニーズに合った，きめ細やかな対応をしたいと思うことでしょう．

　しかし，従来の歯科衛生士と患者との関わりは，行う処置や指導，つまりケアの提供という視点から表現されてきました．ケアの内容も画一的で，標準的なものが多く，必ずしも個々のニーズに的確に対応できていなかったと思われます．

　歯科衛生ケアプロセス（歯科衛生プロセス，歯科衛生過程） は，計画的で論理的な行動で，歯科衛生士によって体系的に行われる過程（プロセス）であり，現在の**対象者**の状態に影響を与えている因子を明らかにし，対処するための一連の行動です[1]．対象である人にどのような支援が望ましいのかを考えたうえで意図的に，科学的に**歯科衛生ケア**を実践するための道具（ツール）です．専門職として歯科衛生士が，このツールをルールに従って使用することにより，対象者中心の根拠に基づいたケアを目指すことが可能となります．

　歯科衛生ケアプロセスは，アセスメントから始まる5つの段階で構成されます（**図1-1**）．

2. 問題解決と意思決定が大きな柱

　毎日の生活のなかで，私たちは何かをするとき，当たり前のように「問題解決」という過程を経ており，解決法を選ぶうえで「意思決定」が必要となります．たとえば，学園祭のようなイベントを開催する場合を考えてみましょう（**図1-2**）．イベントを成功させるため，下調べをして，現状を把握し，クリアしなければいけない問題は何なのかを明確にします．そして，イベントのテーマを決め，そのためにすべきことについて計画を立てます．その後，計画に沿ってイベントを開催し，実施後には反省会を開いてよかった点，悪かった点について話し合い，次につなげていく，といったことを行うでしょう．これはまさに歯科衛生ケアプロ

Keyword

● **プロセス**
Process
　過程．一連の行動，出来事，作業の順番であり，サイクル（回路）と定義される

● **対象者**
Client
　患者，クライエント
　現在，歯科衛生士が活躍する場は広がりつつあり，ヘルスプロモーションの視点から，ケアを提供する対象は，生物医学的な疾病をもつ人だけではないと考えられる．本書では，歯科衛生士のケアを受ける個人あるいは集団を「対象者」と表現する

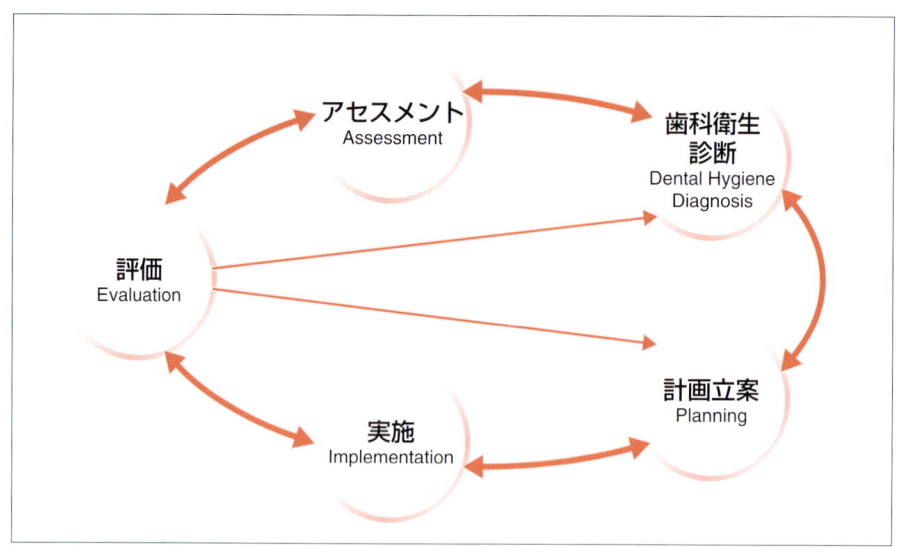

図 1-1 歯科衛生ケアプロセス

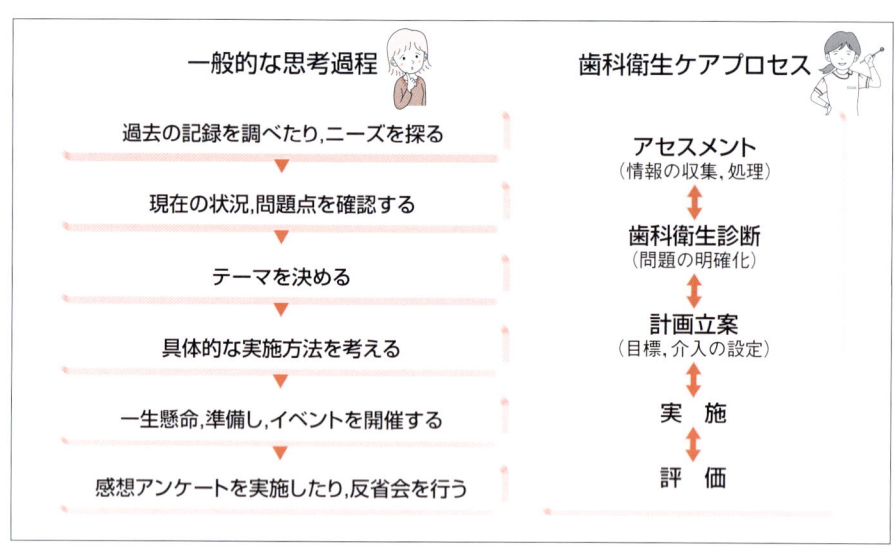

図 1-2 通常の思考過程と歯科衛生ケアプロセス

セスの思考過程に近いものです．

　しかし，歯科衛生士は医療にたずさわる専門職ですので，その思考過程には「科学」が存在しなければなりません．科学的な意思決定，問題解決が歯科衛生ケアプロセスを支える2本の大きな柱といえます（**図 1-3**）．

3. 歯科衛生ケアプロセスの背景

　それでは，歯科衛生ケアプロセスは，どのようにして確立したのでしょうか．
　歯科衛生ケアプロセスの考え方は，経験主義と合理主義に端を発しています．北米では，専門職には経験主義や科学的なアプローチが求められており，専門職は，

Keyword
●歯科衛生ケア
Dental hygiene care
　歯科衛生士が行うすべての予防的，治療的業務[2]．口腔疾患の予防に関する科学と実践

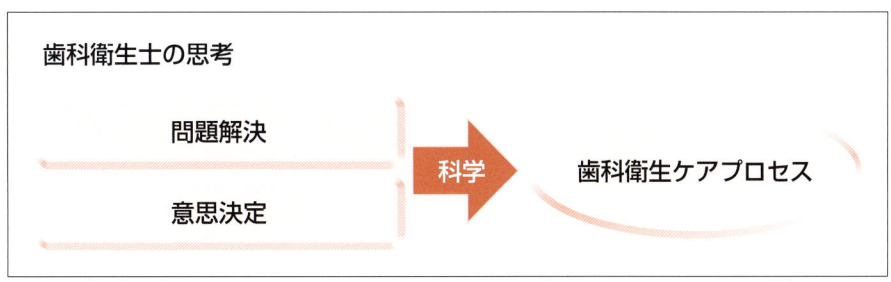

図1-3 歯科衛生ケアプロセスと歯科衛生士の思考
歯科衛生ケアプロセスは，歯科衛生士の実践を科学化するツールであり，問題解決と意思決定が柱となっている．

Keyword
●パラダイム
Paradigm
　ある学問や専門領域において広く認識されている世界観であり，その専門領域における実践，教育，管理，研究の方向性を示すもの
　専門領域独自の考え方を特定するもので，それぞれの学問を区別する．専門領域では，1つのパラダイムからいくつもの概念モデルが生まれ，さらに理論が導かれていく

枠組み，モデル，理論，**パラダイム**の上に成り立つものとされています[3,4]．看護学における看護過程[5-7]や，医学における問題志向型診療録（POMR）の考え方[8,9]が，歯科衛生ケアプロセスに影響を与えています．

■アメリカにおける背景

　1971年にウィルキンスは，歯科衛生の教科書[10]の序文で次のように述べています．

　「患者に対する歯科衛生士のケアは，全体的なケアの一部であり，全体の治療計画と協調するものである．理論的で，適切なケアや指導を行うために，歯科衛生士は，その患者の口腔内の問題は何であるか，歯科医師がその患者のために何を成し遂げようとしているのか，なぜその治療法を選択するのか，また，治療の成功，失敗は，どのように量るのかについて理解する必要がある」

　ここに歯科衛生ケアプロセスの原点をよみとることができますが，この頃は，アセスメント，歯科衛生ケアの計画立案，実施後の評価などは，すべて歯科医師の業務であると認識されていました．

　1980年にウッダールは，歯科衛生士の臨床を単に歯科医師の指示のもとに行う手技的な業務ではなく，いわゆる「オーラルメディシン」のパラダイムに近い

COLUMN

歯科衛生 Dental hygiene
　口腔の疾患を予防し，健康を促進するための行動の管理を含む，予防的な口腔ヘルスケアの学問[11]と定義されます．アメリカ歯科衛生士会は歯科衛生士を，より広い業務を反映するような名称に変更することを将来にむけて提言しています[12]．日本の歯科衛生士教育では，従来の主要3科を中心に「口腔保健学」と呼称する流れがあり，4年制大学の「口腔保健学科」も設立されています．しかし，「歯科」「歯科衛生」は幅広い概念であり，歯科衛生士独自の学問は「歯科衛生学」とすべきであるという考え方もあります．

ものとしてとらえる考え方を示しました[13]．さらにウッダールは，歯科衛生士はより高度な教育を目指すべきであり，詳細なアセスメントを基に意思決定を行い，立案した計画に従って治療，予防を実施し，評価するという一連のプロセスに基づく臨床を提唱しました[14,15]．また，歯科衛生士は，単に「歯をきれいにする」のような表現ではなく，「健康状態のアセスメントをする」「診断する」「計画立案する」「処置を管理する」「根面を無毒化する」などの用語を使用しなければならないとしました．このように，歯科衛生士が歯科医師の補助にとどまらず，ヘルスケア専門職として協働するという考え方は，いまもアメリカの歯科衛生士教育や臨床に息づいています．

歯科衛生ケアプロセスの原形は，アメリカ歯科衛生士会（ADHA）によって1985年に提示されました[16]．その後，1989年にアメリカ歯科衛生士会の教育審議会は，歯科衛生の理論構築へ向けたプランをまとめるように提言しました．このような流れのなかで，歯科衛生ケアプロセスの確立に強く影響を与えたのは，ダービーとウォルシュです．ダービーとウォルシュは，ユラ，ウォルシュの看護過程[17]に基づき，歯科衛生に応用できる概念として，歯科衛生ケアプロセスを1990年に示しました[18]．これをベースとし，アメリカ歯科衛生士会は，「クライエント」「環境」「健康／口腔健康」「**歯科衛生行動**」の4つの概念で歯科衛生の専門性の定義を試み[3,4]，1993年にポリシーマニュアル「理論構築の枠組み」を発表しました．

ここに示されたパラダイムは，歯科衛生士の技術的な**職業モデル**から，クリティカル思考，社会科学，倫理，研究の知識ベースをもつ**専門職モデル**への変革です．従来のモデルでは，歯科医師が歯科衛生に関するアセスメント，診断，計画立案を行い，必要な処置を指示し，結果の評価を行います（図1-4）．歯科医師は，患者に対する歯科衛生ケアの結果にすべての責任を負います．

知識ベースの専門職モデルでは，歯科衛生士はアセスメント，歯科衛生診断を行い，必要な行動科学的，生物医学的介入を計画，実施し，評価を行います（図1-5）．歯科衛生士自らが歯科衛生ケアの結果に責任をもちます．

■カナダにおける背景

カナダの歯科衛生ケアプロセスの背景を理解するうえで，最初に重要となる文書は，「カナダにおける歯科衛生士の業務」[19,20]です．カナダ厚生省は1983年に歯科衛生士の業務に関するワーキンググループを立ち上げ，業務基準，質の保証に関する検討，歯科衛生ケアの評価を行いました．このなかで示された歯科衛生士の業務の概念は，看護や地域保健に応用されていた問題解決モデルをベースとしたものであり，アセスメント，計画立案，実施，評価の段階からなる臨床的な業務に焦点をあてるものでした．地域保健，教育，企業，研究，その他さまざまな歯科衛生士の活躍の場に関する内容も含まれており，この文書が，カナダにお

Keyword

●**歯科衛生行動**
Dental hygiene actions

健康を促進し，口腔疾患を予防しコントロールするために歯科衛生士がとる行動のことで，認知（知識），情意（態度），精神運動（技術）領域の内容を含む[1]
予防的口腔ヘルスケアにおいて，歯科衛生ケアプロセスを実践することでもある
「歯科衛生ヒューマンニーズ概念モデル」では，「ライフサイクルを通じて，対象者がよりよい口腔の健康を手に入れ，QOLに関連したヒューマンニーズを満たすことを支援するための介入」と定義される[11]

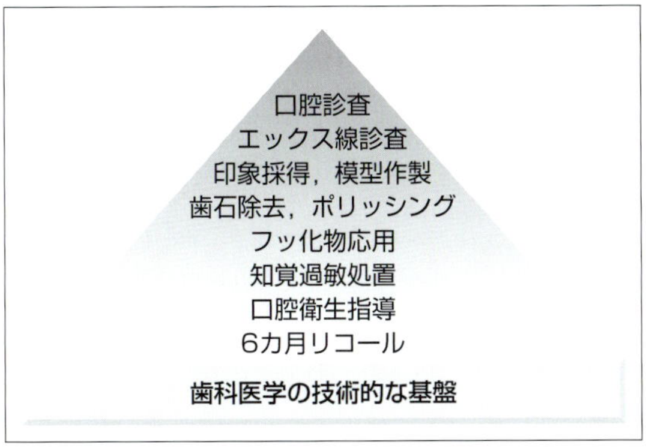

第1章 歯科衛生ケアプロセスの概要

図 1-4 歯科衛生の「職業モデル」
歯科衛生は、歯科医学の技術的な要素をベースとしており、その頂点は、従来の歯科衛生臨床の限局した環境を表している。その業務内容は狭いものとなっている。

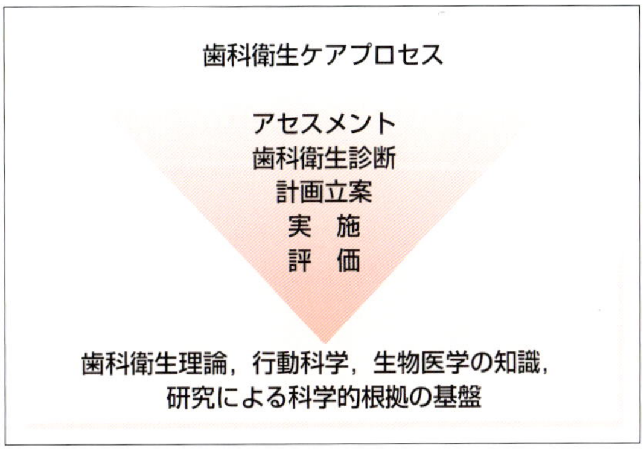

図 1-5 歯科衛生の「専門職モデル」
歯科衛生のベースは科学的根拠に基づいた知識や理論であり、その業務の可能性は広くとらえられている。

ける歯科衛生士の教育、臨床、規制に変革をもたらしました。
　次に重要となるのは、1990年のカナダ歯科衛生士会（CDHA）のシンポジウムです。ここでウォルシュは、「歯科衛生の理論構築」と題し、専門職モデルへのパラダイムシフトについて紹介し、後述する「歯科衛生ヒューマンニーズ概念モデル」や、歯科衛生診断を含めた歯科衛生ケアプロセスを提示しました[21,22]。このことが、その後の歯科衛生の概念を大きく変えました。シンポジウムをきっかけとし、カナダの歯科衛生士校のカリキュラムのなかに、歯科衛生ケアプロセスの教育が取り入れられました。歯科衛生士教育プログラムの認定条件として、卒業時の**学習成果**を明示することが必要となりますが、そこに歯科衛生ケアプロセスも含まれています。
　今日に至るまで、歯科衛生ケアプロセスは、歯科衛生士の臨床の基本概念であり、カナダ歯科衛生士会によって明確に定義されています[23]。

4. 歯科衛生ケアプロセスに基づいたケアとは

　このように、歯科衛生ケアプロセスは、北米の歯科衛生士教育や臨床の重要な骨格となりました。日本でも従来は、歯科医師の指示を待ち、指示されたことを的確にこなすことが、「すばらしい」歯科衛生士の要件とされていたかもしれませ

Keyword
●学習成果
Learning outcome
　期待される能力を表現するための到達度や学習結果

ん．しかし，医療を取り巻く現状を考えると，それでは十分とはいえません．対象者の状況の変化を見きわめ，自ら考え判断する能力も歯科衛生士には要求されています．臨床で成功している歯科衛生士は無意識のうちに，歯科衛生ケアプロセスに近い枠組みに沿って対象者と関わってきたと思われますが，これまでは，歯科衛生士教育において，臨床の基盤となる概念が体系的に教えられることはありませんでした．どちらかというと，新しい手法など技術的なことに歯科衛生士の注目が集まる傾向があったと思います．

　歯科衛生ケアの目指すゴールは，対象者の口腔および全身の健康状態の改善であり，歯科衛生士は，どのような状態が望ましいのか考え，一つひとつの問題に着実に対応する必要があります．歯科衛生ケアプロセスのなかで科学的な思考を展開することで，どの歯科衛生士も1人の対象者の状態から同じように問題点を見いだし，アプローチは多様であっても，目標に対して適切な解決方法を導くことが可能となります．歯科衛生士は，場当たり的，あるいは経験則のみに頼るケアではなく，実践の科学化を目指さなければいけません．

　対象者中心の包括的な医療が求められる今日において，歯科衛生ケアプロセスに基づいた臨床は，大きな意味をもつのです．

COLUMN　ウィルキンスとウッダール　Wilkins and Woodall

　ウィルキンス（Wilkins EM，タフツ大学臨床教授）は，歯科衛生士教育では世界で最も権威のある1人です．歯科衛生士を経て歯科医師となったウィルキンスが情熱を注いで編集した「Clinical Practice of the Dental Hygienist」は，1959年の初版以来2012年まで11版を重ねてきた歴史ある教科書です．

　ウッダール（Woodall IR，コロラド大学臨床助教授）も歯科衛生士教育に功績を残した1人です．その後の歯科衛生士の役割や業績に大きな影響を与えた教科書「Comprehensive Dental Hygiene Care」は1993年までに4版が重ねられました．その後，ウッダールは病に伏し，これ以降の執筆は行いませんでした．第4版のなかで，トーマス・ジェファーソン大学のグレンリアン（Gurenlian JR）は，「診断的意思決定」を執筆し，歯科衛生士の診断の概念を示しました．

第2章
歯科衛生ケアプロセスの構成要素

1. アセスメント

行動目標
1) 歯科衛生アセスメントの3つの要素を説明する
2) 主観的情報，客観的情報を区別し，整理，分類する
3) 収集した情報を解釈し，分析する
4) アセスメントに必要なコミュニケーションについて考察する

Keyword
● アセスメント
Assessment

アセスメントは，歯科衛生ケアプロセスのスタート地点です．アセスメントは，対象者の健康状態を把握するために，さまざまな側面から情報を収集し，解釈・分析するシステマティックで計画的なプロセスです．

■歯科衛生ケアプロセスを実践する前の準備

歯科衛生ケアプロセスを理解し，実践するためには，科学的な知識や技術の基礎を身につけておく必要があります．

アセスメントには幅広い知識が要求されます．生物学，心理学，社会学などの基礎分野，微生物学，解剖学，生理学，病理学などの専門基礎分野の知識をベースに，専門分野を学んでいかなければなりません．この知識が，対象者の健康状態を科学的に把握するうえで助けとなり，その後に生じる変化をとらえるための基礎ともなります．

歯科衛生士には，前述したように問題解決，意思決定に関する基礎知識も必要です．アセスメントの情報を解釈し，情報内の相互関係を認識し，適切な歯科衛生上の判断を下していきます．

●根拠に基づいた医療
Evidence Based Medicine：EBM
個々の患者の医療判断の決定に，最新で最善の根拠を，良心的かつ明確に，思慮深く利用すること

●物語に基づいた医療
Narrative Based Medicine：NBM
患者が語る疾病に対する考えから，医療者は疾病の背景や人間関係を理解し，問題に対して全人的（身体・心理・社会的）にアプローチすること

効果的なアセスメントには，技術も重要です．技術は知識に基づくものであり，手技だけでなく，対人的な技術も含まれます．コミュニケーションなど対人的な技術は，歯科衛生ケアプロセスのすべての段階で重要ですが，特にアセスメントの成功には欠かすことができません．対象者との効果的なコミュニケーションを確立することは，科学的な医療を提供するための大前提となります[1]．現在，**根拠に基づいた医療**が求められていますが，対象者のニーズに合わなければ意味がありません．対象者一人ひとりの状況を理解するためには，**物語に基づいた医療**の考え方も考慮して対応します．心理学，行動科学などの学習をとおして効果的なコミュニケーションスキルを身につけていくことが大切です．

強調したいのは，学んできた知識，技術，態度を総動員して，歯科衛生ケアプロ

セスのステップを踏んでいくということです．自分に足りない部分，弱い部分は実践のなかで明らかになってきますので，そういう部分を強化していきましょう．

■アセスメントの構成と流れ

本書では，アセスメントを次の3つの要素から成るものとします．
（1）情報収集
（2）記録
（3）情報処理（整理・分類，解釈・分析，照合）

アセスメントは**概念枠組み**や理論に沿って進めていくことが望ましく，それにより方法や方向性が決まってきます．例としては，後述する「歯科衛生ヒューマンニーズ概念モデル」に基づくアセスメントや，「オーラルリスクアセスメント」のシステムを使用したものなどが挙げられます．

（1）情報収集

口腔や全身の健康状態に関する情報を広く，さまざまな情報源から集めていきます．情報は計画的に収集し，対象者の状態が変化すればそのつど変更する必要があります．

情報収集には，観察，測定，面接の3つの方法があります．主となる情報は対象者から収集しますが，歯科医師あるいは他の歯科衛生士による記録，対象者の家族から得ることもあります．対象者に同じことを何度も聞かないようにするため，記録から情報を得ておくことも重要です．しかし，その日の状態に関する情報は対象者から聴取することが基本となります．思いやりのある，効果的な面接は，コミュニケーションの確立や信頼関係の構築につながります（**表2-1**）．

情報はカテゴリー別に主観的情報と客観的情報に分けて収集していきます．下記に情報収集のためのカテゴリーの例を示します．

主観的情報（Sデータ）
- 基本的情報
- 医科的（全身的）既往歴
- 歯科的既往歴
- 主訴，現病歴
- 心理・社会・行動面の背景※　など

（※客観的情報となるものもあります）

客観的情報（Oデータ）
- 口腔外の診査
- 歯
- 歯周組織
- 軟組織
- 口腔清掃

Keyword

●概念
Concept
　物事の総括的・概括的な意味
　同類のもののなかから共通の性質を抜き出し，抽象・普遍化してとらえた意味内容

●概念枠組み
Conceptual framework
　複雑な現象をどのような視点（理論的基盤）で，どれくらいの視野（範囲）でみるのか，そして現象を説明する概念をどのように定義づけ，概念間の関係をどのように仮定するのかを示すもの

●主観的情報
Subjective data
　状況に対する対象者（または家族）の訴えや意見，対象者が話したこと

●客観的情報
Objective data
　医療者側から観察した対象者の状態や行動，表情など測定したり評価したりすることが可能な情報
　検査データ，疾病の徴候，薬の副作用など，いわゆる生物医学情報がおもに含まれる

第2章 歯科衛生ケアプロセスの構成要素

表2-1 情報収集における面接のポイント
（アルファロ・ルフィーヴァ[2]、2004より引用改変）

信頼関係の築き方	**面接に入る前に** ・話すことを整理しておく（質問項目を書き出しておく） ・十分時間をとる ・プライバシーに配慮する ・自分は対象者に思いやりをもって支援できるというイメージを持つ **面接の開始時** ・名前と職位を知らせ，相手の名前を確認する ・こちらの意図を簡潔に説明する **面接の最中** ・相手に集中する ・急がない
話の聴き方	・共感的に話を聴く ・あいづちを短く入れる ・言葉だけでなく気持ちに対しても耳を傾ける ・ボディランゲージに注意を払う ・話は最後まで聴く ・話の腰を折らないで，しんぼう強く話を聴く ・間を取る
質問の仕方	・対象者の主訴についてまず尋ねる ・症状・徴候について具体的な情報が得られるように質問を絞る ・誘導尋問はしない ・説明を求め，確認をする ・相手の立場を配慮した表現を使う ・相手の使った言葉を反復する ・自由回答方式の質問（開かれた質問）をする
面接の終わり方	・最も重要な問題を要約してもらう ・話し合っていない問題が他にないか尋ねる ・いつでも質問に答える姿勢をみせる ・前向きの調子で締めくくり，対象者が自らすすんで取り組めるように励ます

- 栄養・食事
- 摂食・嚥下機能
- エックス線診査
- 臨床検査など

情報はやみくもに思いつきで集めるのではなく，計画的に，枠組みに沿って収集していきます（図2-1）．

主観的情報（Sデータ）から歯科衛生士は，対象者の状態，問題，対象者が必要としていることを推論し，その周辺の情報をさらに収集する必要があります．収集した情報を確認するために，客観的な情報（Oデータ）をとっていきます．

情報収集は，最初のアセスメントの段階だけではなく，歯科衛生ケアが継続する限り続きます．

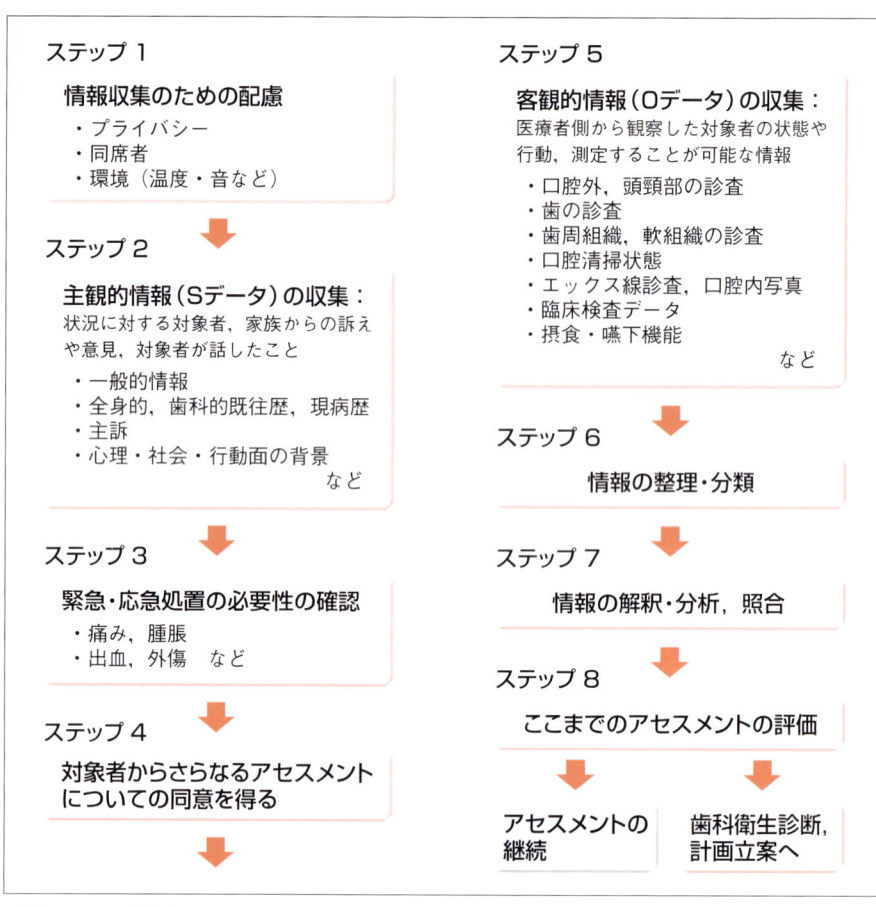

図 2-1 歯科衛生アセスメントの手順

(2) 情報の記録

正確に記録することによって，収集した情報を共有し，その後に収集した情報と比較することができます．法的な文書としての役割を果たすこともあります．記録された情報は歯科衛生に関する研究を進めるうえでも，多くのヒントを与えてくれます．

(3) 情報処理

情報は集めただけでは，その後のステップで効果的に利用できません．私たちは日常生活でも問題とその原因を考えるために，情報処理という知的な思考プロセスを無意識のうちに使っています．

情報処理には，**整理**，**分類**，**総合**，**解釈**，**分析**，**統合**，**照合**，その他，考え方に応じて多様な思考プロセスが含まれます（**図 2-2**）．

情報処理の段階を「歯科衛生診断」の一部とする考え方もありますが，本書ではアセスメントに含めます．いずれにしても，アセスメントから次の歯科衛生診断

Keyword
●整理・分類
Organization
Classification
　情報のかたまり（クラスター）ごとにさらに吟味して，判断のきっかけとなる情報をひろいだし，問題にすべき情報を明確にすること

第2章 歯科衛生ケアプロセスの構成要素

Keyword

●解釈・分析
Interpretation
Analysis
「解釈」とは，集め合わせた情報の意味を探ることで，「分析」とは，さらに情報について病態生理学や理論を用いて考えていくこと

●統合
Synthesis
症状・徴候を説明づける部分，要素を集め合わせること．推測される問題間の関係や順列を考えること

●照合
Validation
照らし合わせて，正しいか否かを確かめること

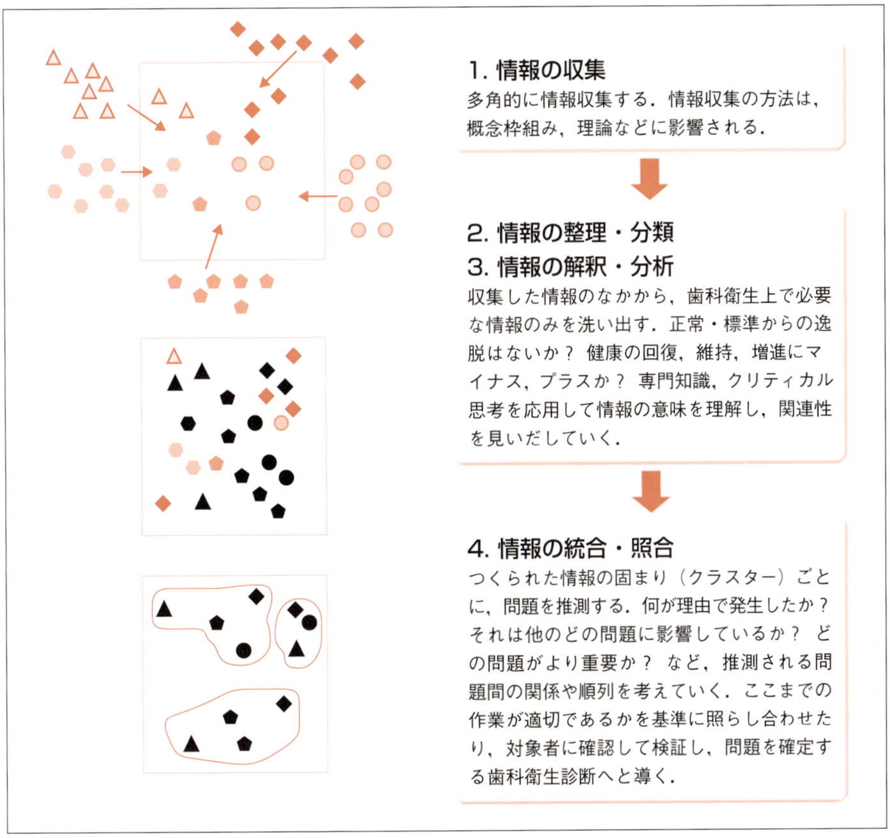

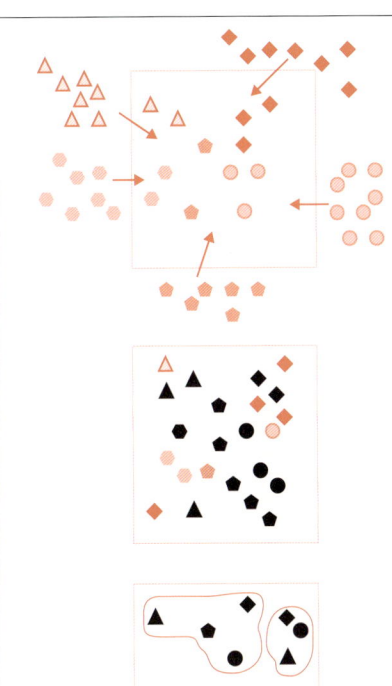

1. 情報の収集
多角的に情報収集する．情報収集の方法は，概念枠組み，理論などに影響される．

2. 情報の整理・分類
3. 情報の解釈・分析
収集した情報のなかから，歯科衛生上で必要な情報のみを洗い出す．正常・標準からの逸脱はないか？ 健康の回復，維持，増進にマイナス，プラスか？ 専門知識，クリティカル思考を応用して情報の意味を理解し，関連性を見いだしていく．

4. 情報の統合・照合
つくられた情報の固まり（クラスター）ごとに，問題を推測する．何が理由で発生したか？ それは他のどの問題に影響しているか？ どの問題がより重要か？ など，推測される問題間の関係や順列を考えていく．ここまでの作業が適切であるかを基準に照らし合わせたり，対象者に確認して検証し，問題を確定する歯科衛生診断へと導く．

図2-2 情報の収集と処理（藤村[3]，1992より引用改変）

にかけては，双方向の一連の流れとしてとらえてください．

整理し分類された情報を活用するためには，その意味を理解していなければなりません．そこでまず整理・分類された各データを望ましい健康の指標や行動に関する知識（理論や臨床経験を含む）を基に解釈・分析していきます．具体的には**症状・徴候**，すなわち**問題**の状態と，問題の原因である**病因**とに分別していきます．

要するに，解釈・分析では，

①通常の経過，正常な状態と比較し，歯科衛生上の問題の有無と程度を明らかにする

②問題の原因・寄与する因子を推測する

③問題をこのまま放置した場合，今後どうなるかを予測する

などの作業をします（**表2-2**）．

対象者の問題の定義は，「本来の姿を実現できない状態」であり，問題として成立するためには，「本来どうあるべきなのか？」という歯科衛生上の理想や，照らし合わせて考える科学的な基準の知識がしっかりしていなければなりません．科学的，理論的な知識に加えて，歯科衛生士としての哲学，いわば「歯科衛生観」

●症状
Symptoms
対象者が主観的に訴える身体状態の変化

●徴候
Signs
状態を客観的に評価したもの

11

表2-2　情報の分類，解釈・分析の例

全身的
S：糖尿病のため毎日インスリン注射を行っている．
解釈・分析：糖尿病のコントロール状況について歯科医師に確認後，主治医（内科医）に情報提供を依頼予定．毎回，本人にインスリン注射の状況について確認する必要がある．

心理・社会・行動面
S：歯科は苦手だ．
解釈・分析：質問にもあまり積極的に答えようとしない．歯科治療やコミュニケーションそのものに不安を持っている様子．以前の受診体験について確認していく必要がある．自分では健康をコントロールすることはできないと考えているようだ．

歯
S：冷たい物を口にいれるとしみる（主訴）．
O：下顎大臼歯が欠損している．上顎臼歯を中心にWSDを認める．カリエスはほとんど認められない．
解釈・分析：ブラッシングストロークの関連もあり．咬頭の咬耗状態，問診からはブラキシズムが疑われる．

歯周組織
S：歯ブラシをすると歯ぐきから血が出る．朝，口の中がねばつく感じがする．
O：歯間乳頭部歯肉の腫脹と出血を認め，特に臼歯部の歯周ポケットは，PD 5 mmを超えている部位が多い．歯肉炎症は，GI＝2の部位がほとんどである．
解釈・分析：慢性の重度の歯周炎（歯科医師の診断による）．歯肉腫脹は浮腫性である．

口腔清掃
S：朝，夜2回歯ブラシはしているが，忙しいのでそんなに時間はかけられない．
O：全体的に多量のプラークの沈着．上顎大臼歯部頬側，下顎前歯部舌側に中等度の歯石沈着．
解釈・分析：ブラッシングの知識は不十分と思われる．モチベーションも低い．

軟組織
S：よく頬粘膜を噛んでしまう．
O：右側頬粘膜上に直径約5 mmの線維性の小腫瘤を認める．
解釈・分析：線維腫の可能性あり．咬合状態の影響も考えられるので，歯科医師に確認．

栄養・食事
S：食事はついつい好きなものをお腹いっぱい食べてしまう．バランスもあまり気にしない．
O：やや太り気味である（適正体重＋20％）．
解釈・分析：食事内容も偏りが認められ，血糖値やヘモグロビンA1cのデータをみても，充分なコントロールがされていないと思われる．

摂食・嚥下機能
S：固いものが噛みにくい．入れ歯は作ったことがない．食事の量は多いが，最近あまりおいしいと感じることが少ない．食事でむせたりすることはあまりない．
O：唾液量が少ない．口腔内が乾燥している．
解釈・分析：下顎に欠損歯があるため，義歯なしでは咀嚼効率が低いと思われる．義歯を作成していない原因も探る必要がある．口腔乾燥のため，軽度の味覚障害もあると思われ，QOLに影響を与えている可能性．慢性的な鼻炎もあるため，口呼吸が口腔乾燥の要因となっている可能性もある．再度，服薬についても確認．

を，経験を積みながら自分のなかに育てていくことも大切になります．
　最後に照合を行います．自分が確定した問題や原因，症状・徴候が適切かどう

第2章 歯科衛生ケアプロセスの構成要素

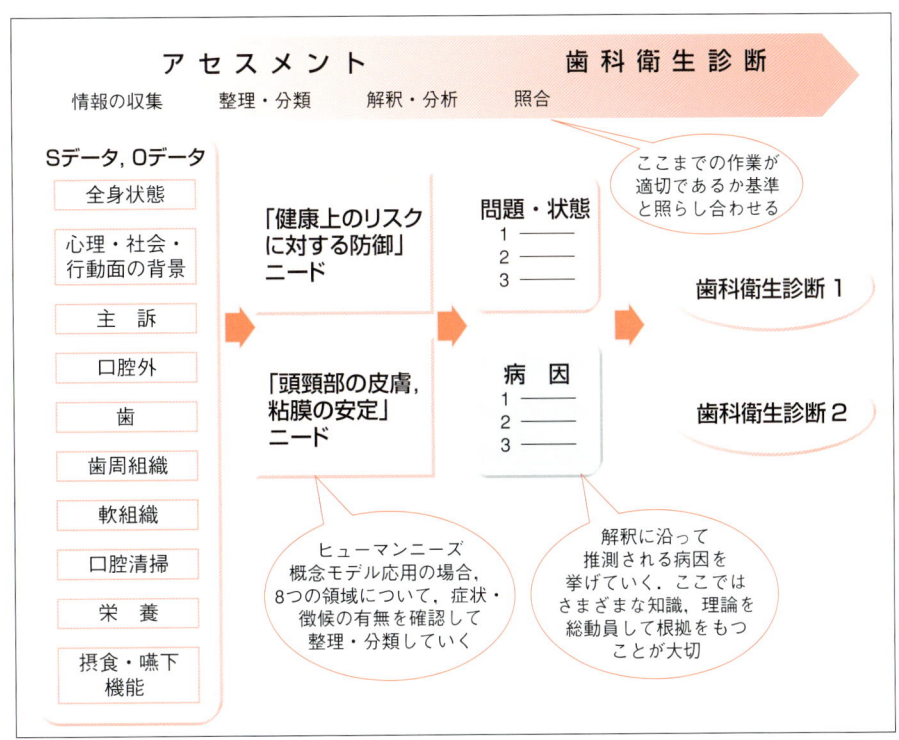

図 2-3 アセスメントから歯科衛生診断の流れ
採用する概念枠組みによって，さまざまな方法がある．これは，アセスメントツールとして「歯科衛生ヒューマンニーズ概念モデル」（後述）を応用した例．

か，標準内であるのか基準と照らし合わせて判断します．具体的には対象者との直接のやりとり，他の医療関係者との確認，権威ある文献にある情報との比較となります．照合は，解釈・分析の正確さを確認することです．ここまでの流れを図2-3に示します．

　実際の臨床では時間の制約もあり困難ですが，解釈・分析の際に，重要な部分は，「なぜそのように解釈・分析したか」の根拠も書いておくと，自分の解釈・分析に科学的な妥当性があるかどうか確認することができます．

　医師や歯科医師がおもに扱う生物医学データは，歯科衛生士が適切に解釈・分析をするためにも重要です．全身的にはバイタルサイン，局所的にはプロービングデプス，歯肉炎症指数などの客観的情報を正確に収集し，理解することはとても大切です．しかし，歯科衛生ケアを行ううえで，生物医学データだけが決定的な役割を果たすわけではありません．歯科衛生士には，心理・社会・行動面の背景についてもアセスメントしていくことが要求されます．得られた情報は，生物医学データのように客観的な解釈・分析は困難です．そのため，収集した情報の意味や，推察した問題が適切かどうかについて対象者に確認することも大切です．

■ 集めた情報を処理するために

　歯科衛生ケアプロセスのなかでも，アセスメントにおける情報の処理は最も難しい作業の１つです．情報を処理する能力，つまりある状態が「普通だ」「普通ではない」と判断したり，対象者の態度，行動を理解するための能力はどのように身につけていけばいいのでしょうか．

　第１に理論の学習が挙げられます．第２に思考の訓練があります．後述する「クリティカル思考」のトレーニングも助けとなるでしょう．第３は経験です．臨床経験も含めた幅広い社会経験を積むことが必要となります．経験が浅い歯科衛生士や学生は，理論を活用し，フルに思考をはたらかせながら，指導者から積極的にアドバイスを受けましょう．

■ 歯科衛生士とクリティカル思考

　近年，歯科臨床においても術者の経験やある種の理論に基づいた従来の診断・治療法ではなく，科学的な根拠に基づいた診断・意思決定・治療がなされなければならない，といわれています．しかし，根拠に基づく医療を実際に行なうことはそれほど簡単ではありません．

　歯科衛生士の視点から，根拠として認められる事柄とそうでない事柄をどのようにして区別すればよいのでしょう．また，収集された情報としての根拠をどのようにして一般的な事実にすればよいのでしょう．

　こうした問題を解決するためには，私たち一人ひとりが口腔保健・歯科医学に関する多くの文献を慎重に，しかも批判的に読んで，適切に評価できる力をもたなければなりません．

　口腔ケアの新製品が発売されたとき，製造または販売元の会社が作成するパンフレットの内容を頭から信じて鵜呑みにするのではなく，正しく評価しなければなりません．新聞やテレビで報道された記事についても，批判的にその内容を吟味して，正しい情報を対象者に伝えなければなりません．さらに，収集した膨大なデータを解析するためには，論理，計測，統計および誤差などに関する基本的な知識も必要となってくるでしょう．歯科衛生士は，論文を含めた情報を批判的に評価し，データを正しく解析する能力を開発するように求められているのです．

　D.M. ブルーネット教授（カナダのブリティッシュ・コロンビア大学歯学部）の著書で「Critical Thinking」（クリティカル思考，批判的に考える）という本があります[4]．彼は歯学部学生および大学院学生に歯科研究の評価について教えており，10数年におよぶその教育内容をこの本にまとめました．この背景には，アメリカ歯科医師会認定委員会およびカナダ歯科医師国家試験委員会が，学生は自ら歯科に関する文献を見つけ出し，理解し，批判的に評価できる能力をもつ必要があるとし，その能力を学生に求めているという事情があります．「批判的に考えること」を意味するこの**クリティカル思考**は，根拠に基づいた医療・歯科医療とも

第2章 歯科衛生ケアプロセスの構成要素

密接に関連し，歯学部の学生のみならず，歯科衛生士にも求められる能力です．
　同書の「科学的手法と科学者の態度」の中で，そのステップについて次のように記載されています．
（1）疑ってみる（疑問をもつ）
（2）解決する価値のある疑問かどうかを決定する
（3）疑問に関する情報を集めて整理する
（4）仮説を立てる（疑問を解決する可能性のある）
（5）実験（観察）する
（6）結果が仮説と矛盾したら仮説を変更する
（7）結果が仮説と一致したら，仮説の間違いを立証する実験を立案する
（8）その結果が仮説を支持したら，再現性のある論文を発表する
（9）他の科学者によって再現性が確認され，同意を得たら，新知見となる

　科学的手法の第1歩は，「疑ってみる」ことです．この流れに従って，通説となっている理論が本当に正しいのかどうか，また発表された論文に書かれている内容が本当に正しいのか，疑問の余地はないのか，を常に考えておく必要があります．
　歯科衛生士が一生懸命対象者と向き合い，収集してきた情報は，ときに膨大な量になります．そのとき，さらに質問したり，疑問をもちながら，それぞれの情報の価値について自分なりに考えていくことが必要です．情報の収集や処理の手助けとして，そして適切な判断を下すためにクリティカル思考の技術を応用します．
　臨床の現場では，必ずしも上記のステップのように実験を行ったり，論文に発表するところまでには到達しないかもしれません．たとえそうであっても，クリティカル思考法は，ある情報，考え方を受け入れ自分のものとする前に，慎重にそれを吟味するために必要となります．専門職には生涯にわたり思考と学習を深めていくことが求められます．歯科衛生士以外の専門職と交流しなければならない状況にも数多く直面しますが，自分の思考に注意を払いながら知識を拡大していけば，見識をもって効果的に他者と交流できるようになります．
　クリティカル思考の特徴を列挙すると，**表2-3**のようになります．クリティカルに思考することは，適切な自己評価を行ううえでも，きわめて有効です．「自分はいつも効果的に機能しているだろうか？」「個人として，また専門職としての目標を達成しているのだろうか？」「望み通りの結果を得ているだろうか？」「他の人と効果的に協調しているだろうか？」などを自問自答する（疑う）ことにつながります．
　歯科衛生士にとって，クリティカル思考は科学的な根拠や方法を基盤とした判断であり，目的志向型の考え方ともいえます．またこのような判断のために，自分の専門的な思考，知識，態度を意図的に振り返ることであるともいえます．
　それでは，どのようにクリティカル思考法をアセスメントで応用すればよいので

Keyword
●クリティカル思考
Critical thinking
　批判的思考．論理的に思考する態度や技術，独自で考え分析する力

表2-3 クリティカル思考の特徴[5]

1. 感情の下にある思考を探る
2. 十分な証拠がない場合, 判断を保留する
3. 評価の基準を設定する
4. 考え方の正当性を判断するために, 情報源の信ぴょう性を評価する
5. 1つの事象からの考えを, 他の事象を明らかにし修正することにも応用する
6. 理想と事実を区別する
7. 思考と行動の裏にある仮定を調べる
8. 妥当な推測と結論を下す
9. 重要なものと重要でないものの区別をつける
10. 証拠を捜し, 質問された場合, 根拠を示す

しょうか. まず具体的には, 対象者に質問するとき, 次のような態度を心がけることから始めてみましょう. これはクリティカル思考とは直接関係はありませんが, 対象者から価値のある情報をできるだけ多く得るために必要な行動です.

- 相手の言い分を真に理解したいという姿勢を示す. 相手の意見を受け入れる用意があることを示唆する質問の仕方をする.
- 質問するときには, 声のトーンや話し方にも気をつける.
- 相手が理解できないような用語を使わないようにする.
- 対話を続ける努力をする.
- 聞いたこと, 読んだことを自分のことばでいい直し, 自分が理解していることと矛盾がないか確認し, 質問をする.
- 対象者と自分は, 同じ目的, すなわちよりよい健康に向かって共同作業をしている協力者だと印象づける.

収集した情報から問題を明確にしていく際にも, 「何が問題なのか」「本来あるべき姿とどうちがうのか」などクリティカルに吟味していきます.

明確になった対象者の問題についてさらに考えるときも, 次のようにクリティカル思考をはたらかせていきます.

- どの問題が先に発生したか
- それはどこから発生したか
- それはどの問題に影響しているか
- どの問題が対象者にとって重要か

クリティカル思考は, さまざまな情報を, 明白かつ合理的な基準にのっとって体系的に評価する技法です. 意思決定にはさまざまな手法がありますが, アセスメントの情報処理にはクリティカル思考法が基礎となり, 有効なツールとなります. クリティカル思考は, 常識的で公平で, 目的志向性のある思考過程に必要なもの

第2章　歯科衛生ケアプロセスの構成要素

です．

　以上，アセスメントについて述べてきましたが，常に完璧で絶対的なアセスメントを行うことはできません．自己研鑽を積んで，その時点で自分ができるベストを目指して行くことが大切です．

・・・アセスメントのまとめ

■アセスメントは情報収集，記録，情報処理から構成される
■情報はカテゴリーごとに，主観的情報，客観的情報に分ける
■情報処理（解釈・分析）では，問題，病因，症状・徴候についてクリティカルに考える

COLUMN　心理・社会・行動面のアセスメント　Psycho-social-behavioral assessment

　歯科衛生士にとって，心理・社会・行動面のアセスメントは欠かすことができません．しかし，これをすべて最初の段階で行うことはできません．まだ，歯科衛生士-対象者間の関係が築かれていない状態では，対象者はすぐには本当の感情や思いを表に出すことはないからです．対象者とのコミュニケーションが確立されてくるにしたがって，プライバシーに関わる内容のアセスメントも良好にできるようになるでしょう．その際，後述する口腔関連QOLの歯科衛生モデルなどを応用し，アンケート形式で答えてもらうことも有効です．

　アセスメントは，常に継続して行うものです．アセスメントのために常に対象者と対話をしていくこと自体も，歯科衛生ケアなのです．

2. 歯科衛生診断

行動目標
1) 歯科衛生診断と歯科診断のちがいを説明する
2) アセスメント所見について、クリティカルに重要性を評価する
3) 処理した情報をもとに、歯科衛生診断を導く
4) 歯科衛生ケアプロセスにおける歯科衛生診断の意義について考察する

Keyword

●歯科衛生診断
Dental hygiene diagnosis

●診断
Diagnosis
徴候や症状からある状態・問題の存在を明らかにすること（対象は診断を下す人間が専門性をもつ分野に限られる）[6]

アセスメントにおける情報収集、情報処理を受けて、対象者の歯科衛生上の問題を明らかにしていきます。歯科衛生診断は、歯科衛生ケアプロセスにおける重要な段階です。ここでは、歯科衛生診断の定義、目的、診断文の書き方について説明します。

■歯科衛生士の科学的な判断

診断の定義はさまざまです。おもなものを挙げると、

- 「医師が患者を診断して病状を判断すること。転じて、ものごとの欠陥の有無を調べて判断すること」（広辞苑 第5版）
- 「現状に問題がないかどうか調べて、先行きを判断すること」（角川必携国語辞典 初版）
- 「徴候や症状から疾患を識別すること」「あらゆる科学的判断」（Webster's Dictionary, 1913）

などがあります。以上からすると、「診断」という言葉は、本来「科学的識別」の意味であり、どの分野であろうと、問題を解決するため科学的に決定するという点で、一般的な意味で用いても差しつかえないと思われます。

医療では通常、診断という用語は、医師、歯科医師が行う「医学診断」または「歯科診断」の意味として使用されていますが、診断という用語そのものを、特定の専門職の領域に限定してとらえるべきではないのです[7]。看護における「看護診断」は、当初、医学診断と混同され論争をよびました。しかし現在では看護過程の一段階として定着しており（表2-4）、看護診断の学会や学術誌も存在します。

歯科衛生診断という用語は、1982年にアメリカのミラーが最初に提示し、「歯科衛生士の判断および意思決定能力を表現する適切な用語」と定義しました[9]。現在、北米の歯科衛生士教育では歯科衛生診断の考え方が確立しており、次のような定義が用いられています。

- 歯科衛生士が教育、資格において対応可能な実在または潜在的な口腔健康上の問題を明らかにすること[10]
- 歯科衛生士が教育、資格において対応あるいは（他の専門家に）紹介可能な実在または潜在的な**ヒューマンニード**を明らかにする臨床的判断[11]

●ヒューマンニード
Human need
目標志向性の行動における欲求（need）、緊張（tension）のことで、それは満たされるまで継続して存在すると考えられる

日本では歯科衛生士の診断、判断に関して、「問題の抽出」をはじめ、さまざまな用語が、対象者の問題の明確化の意味合いで提示されています。しかし、いず

第2章 歯科衛生ケアプロセスの構成要素

表2-4 看護診断の定義[8]

団体名	定義
北米看護診断協会（NANDA）の理事会と用語委員会による作業定義（1990）	実在または潜在する健康問題・生活過程に対する個人および地域の反応についての臨床判断．看護師が責務をとる結果の達成に対して，治療の根拠を明確に提供するもの
米国看護師協会（ANA）（1991）	現にある，あるいはこれから生じるであろう健康上の状態，ないしニーズに対するクライエントの反応についての臨床判断．診断は期待される結果を手に入れるためのケア計画決定の根拠となる
松木（1993）	看護者がクライエントに対し責任をもって扱うことができ，アセスメントの結果得られた，実在または潜在的現象に関して要約または概念（名前）で示すこと

表2-5 日本において歯科衛生士が関与する判断，問題の明確化についての用語

用語	概要
問題診断（石井ら，1992）	地域保健活動の進め方における5つのステップの一段階[16]．問題点と地域住民の生活上のかかわりを調査し，問題点の解決対策を明確にする
課題分析（日本歯科衛生士会，1999）	「専門的口腔ケアの基本的な流れ」の一部[17]．問題点の共有
口腔衛生診断（三浦ら，2003）	看護過程に基づいた口腔（歯科）衛生ケアプロセスの一段階[18]．後に「歯科衛生診断」とした
問題の抽出（足立，2004）	歯科衛生士の「指導過程」の一段階[19]
口腔保健診断（松田，2004）	歯科保健指導における問題の明確化[20]
歯科衛生診断（佐藤ら，2004，2005）	「歯科衛生ケアプロセス」の一段階[12-14]．「Dental Hygiene Process」モデル[6]に基づく
問題領域の選定（中川ら，2005）	専門的口腔ケアにおける「口腔ケアプラン」の一部[21]
問題整理（歯科衛生士国家試験出題基準 平成23年版，2011）	「歯科衛生業務のプロセス」の一部

Keyword

● POS
Problem oriented system
　問題志向型システム
　患者を1人の全人格としてとらえ，すべての患者がもつ①疾患（医学上の問題），②心理的背景，③社会・経済的問題，を全体的にとらえ，包括的にアプローチする全人的医療の考え方

● 歯科衛生の専門性
　口腔の健康維持，健康増進のための行動の管理を含む，予防的オーラルヘルスケアの技術と科学についての学問，研究[15]
　歯科予防処置，歯科診療補助，歯科保健指導を行うことで，人々の生活の質を高めるため，広い視野から健康を援助する業務

れもその定義，概念の詳細は示されていません．POSの応用も試みられており，「問題」をリストアップする段階も歯科衛生士の判断と解釈されます．

　日本における歯科衛生診断の概念は，2004年から2005年にかけて明確に提示されました[12-14]（表2-5）．

　本書では，歯科衛生診断を次のように定義します

－歯科衛生診断の定義－
歯科衛生士が教育，資格において対応可能な実在または潜在的な口腔健康上の問題，保健行動を明らかにすること

　歯科衛生診断は計画立案，実施，評価の基盤になります．その準備として，アセスメントの段階で得られた情報のクリティカルな解釈・分析が必要となります．

表2-6 歯科衛生診断の根拠

歯科衛生診断は，北米の歯科衛生士の教育，臨床関連の団体によって正式に提示されている．

団体，組織	記載のある文書，規定
アメリカ歯科医学教育学会（ADEA）	・Competencies for Entry into the Profession of Dental Hygiene[22]，2004
アメリカ歯科衛生士会（ADHA）	・Standards for Clinical Dental Hygiene Practice[23]，2008 ・ADHA Position Paper[7]，2005
アメリカ歯科医師会　歯科認定委員会（ADA CDA）	・Standards for Dental Hygiene Education Programs[24]，2013
カナダ歯科衛生士会（CDHA）	・Definition, Scope of Practice Standards[25]，2002
ブリティッシュ・コロンビア州歯科衛生士協会（CDHBC）	・Scope of Practice Statement[26]，2013

　歯科衛生診断は，歯科衛生ケアプロセス内で対象者が抱える，歯科衛生ケアを必要とする問題に焦点をあてた意思決定です．また，歯科衛生診断は，歯科およびその他のヘルスケア職種の診断と協調するものです．
　歯科衛生診断の根拠を**表2-6**に示します．

■歯科診断ではありません

　明確にしておきたいのは，**歯科衛生診断は歯科診断ではない**ということです．歯科診断は特定の疾患を明らかにしますが，歯科衛生診断は疾患に関して，いまある，あるいはこれから起こると思われる対象者の反応について明確にします（**図2-4**）．**歯科衛生診断は，対象者の問題に焦点をあてて，歯科衛生ケアを誘導すること**なのです．歯科衛生士は法的に歯科診断や歯科治療に対し責任をもつことは不可能です．歯科衛生診断は歯科衛生士のライセンス範囲の判断であることを，専門職として認識していなければなりません（**図2-5**）．
　歯科衛生士が，歯科衛生領域の判断としての歯科衛生診断を行うことは，内容について歯科医師が確認することで法的解釈上，問題はないと考えられます．

■歯科衛生診断の目的は？

　初期の歯科衛生ケアプロセスモデルでは，アセスメントの段階のなかに歯科衛生診断が含まれていました．しかし，歯科衛生ケアが複雑になり技術が進歩するなか，アセスメントの段階で扱う情報がさらに複雑になりました．そのため，歯科衛生診断を行うことは，適切なケア計画を立案するためには，欠かせないものとなったのです．
　歯科衛生診断の導入により，歯科衛生ケアを行う必要のある問題とそうでない問題を分けることができるようになります．歯科衛生診断を導くためにアセスメン

第 2 章　歯科衛生ケアプロセスの構成要素

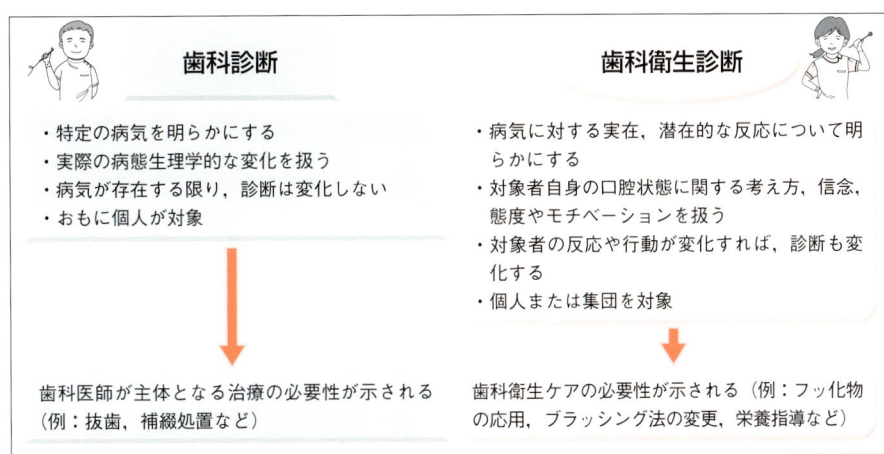

図 2-4　歯科診断と歯科衛生診断

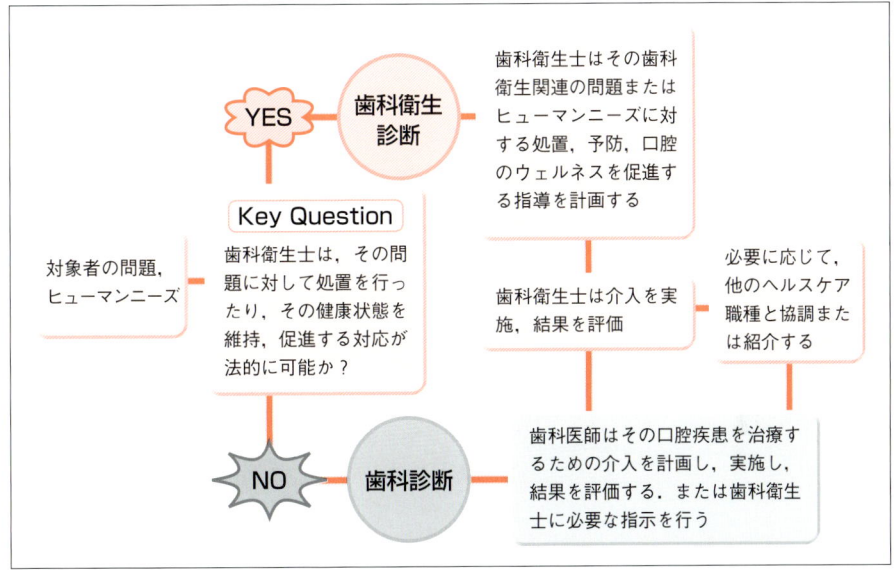

図 2-5　歯科衛生診断のフローチャート（Darby, Walsh[11]，2003 より引用改変）

トを行い，歯科衛生診断を軸にして歯科衛生ケアプランが立案され，その実施を評価するといった一連の思考によって，**歯科衛生士の実践を科学化**することが可能となります．

　歯科衛生診断の目的は，**個別の問題，ニーズに焦点をあてた歯科衛生ケアを誘導すること**です．アセスメントから歯科衛生診断までは，連続的なプロセスであり，計画立案につながります（図 2-6）．

■歯科衛生診断文を書いてみましょう

　本書では「歯科衛生プロセスモデル」に基づく歯科衛生診断文，つまり対象者の

21

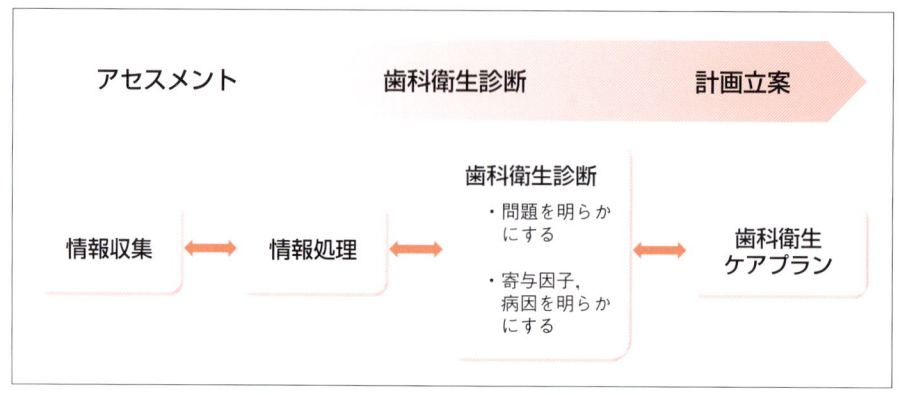

図 2-6 アセスメントから計画立案までの流れ
必要があればいつでも前の段階に戻って確認する双方向の「動的」なプロセスとして考える.

問題・状態および病因をそのまま書き出す方式について説明します.
　歯科衛生診断文は,「〜に関連した」という言葉を用い,**病因（病因句）**と**問題・状態（診断句）**を結びつけて記述します.

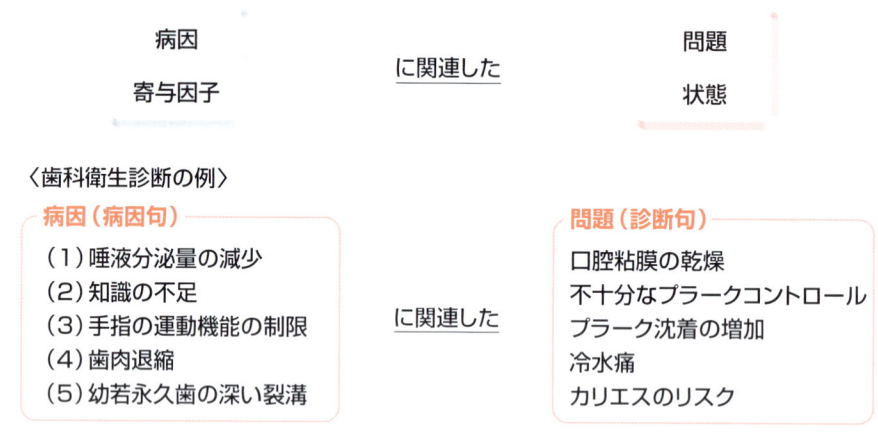

歯科衛生診断の種類としては,「実在」「リスク」「可能性」の3タイプがあります（**表2-7**）. 通常, 臨床で最も多いのは,「実在」「リスク」の2つです.
　問題・状態は, アセスメントの段階で処理された情報に基づき記述しますが, その程度についても記述が必要になります. 程度を表すための**修飾語**を問題・状態の記述の前後に使用します.
　修飾語の例:「急性の」「慢性の」「変化した」「減少」「欠落」「広汎性の」「限局した」「制限」「増加」など.
　病因は, 環境的, 心理学的, 社会文化的, 生理学的な因子を含みます. 問題・状態が存在しても, 病因がはっきりしないこともあり, その場合は「不明確な因子に関連した〜」のような書きかたをしてもかまいません.

Keyword
●診断の修飾語
Diagnostic qualifiers
　診断句（問題・状態）の程度を示すために, その前後に使用する用語

表 2-7 歯科衛生診断のタイプ

診断のタイプ	内　容
実　在	原因があり，それによる症状・徴候が現れている
リスク（潜在的）	原因があるが，症状・徴候は現れていない
可能性	原因があると思われるが，確定できていない

■診断文を書くためのルール

歯科衛生診断文で気をつけたいポイントは次のとおりです[6]．

(1) 必要性そのものではなく，（病気や健康状態への）反応の見地から記述する
(2) 「～が原因」ではなく「～に関連した」という用語を使う
(3) 法的に望ましい用語を使う
(4) 価値判断となるような表現は避ける
(5) 病因句，診断句の順序を逆にしない
(6) 診断句には，問題・状態のみを記述し，症状・徴候は含めない
(7) 病因句，診断句の意味が同じにならないようにする
(8) 歯科衛生ケアで改善可能な前提に基づいて表現する
(9) 歯科診断を含めてはならない

項目ごとに，理由を説明します．

(1) 診断は必要性そのものではなく，反応の見地から記述する

　診断文の問題・状態（診断句）は，対象者の問題を明らかにします．それはまた病気や健康状態に対する反応として述べられます．「シーラント処置が必要」とか，「洗口剤の使用法の説明が必要」のような治療上あるいは機能上の必要性は，健康上の問題ではなく，歯科衛生ケアを表現したものです．よって診断文には含めるべきではありません．

(2) 「～による」「～が原因である」ではなく，「～に関連した」という用語を使う

　本書の歯科衛生診断モデルでは，診断文の2つの部分は，常に「～に関連した」という用語でつなげることを原則としており，これは問題と病因との関係を明らかにします．しかし，「～に関連した」は，必ずしも直接の原因と結果を意味しているのではありません．「～による」や「～によって生じた」などの断定的な用語を使用すると，その問題の原因が特定されたことになります．歯科衛生士はその状態に影響を与えている他の因子について知り得ないこともあるので，断定するような表現は避けます．

(3) 法的に望ましい用語を使う

診断文として,「不完全なスケーリングによる歯石の取り残しに関連した歯周ポケット形成のリスク」のようなものは,適切ではありません.この診断文は不注意や責任を示唆し,以前,その処置を担当した人に法的な問題を発生させる可能性があります.この場合,たとえば「歯肉縁下のプラーク,歯石の沈着に関連した歯周ポケット形成のリスク」と記述したほうがよいでしょう.導かれる歯科衛生ケアプランは,どちらの表現でもほぼ同じですが,後者の診断文は責任について言及はしておらず,事実のみを述べています.

(4) 価値判断はしない

歯科衛生診断は,収集した主観的,客観的情報に基づいたものでなければならず,対象者やその保護者などの協力によって検証されるものです.対象者の考え,行動は,歯科衛生士の個人的な価値観や感情によって一方的に判断されるべきではありません.「誤った」「貧弱な」「不健康な」などの言葉は,価値判断に相当するので原則として使用は控えます.

(5) 病因句,診断句の順序を逆にしない

病因句は診断文の最初の部分で病因を定義し,「歯科衛生介入」を導きます.診断句は後の部分で問題を反映し,状態を定義しています.順序を逆にすることは,

---

COLUMN　歯科衛生の診断モデル

今日まで次のような歯科衛生診断モデルが提唱されています[10].

Dental Hygiene Diagnostic Model (Gurenlian, 1993)
Human Needs Model (Darby and Walsh, 1994, 2000)
Dental Hygiene Process Model (Mueller-Joseph and Petersen, 1995)
Oral Health-Related Quality of Life Model (Williams et al., 1998)

そのほか,生物医学モデルとヒューマンニーズモデルを組み合わせたハイブリッドモデルもあります.

これらは健康機能や行動を対象とし,歯科衛生士が教育を受け,資格的(法的)にも対応可能な実在ないし潜在的な健康上の問題について表現しています.

本書では,Dental Hygiene Process Model(歯科衛生プロセスモデル)をベースに,他の考え方も一部取り入れたモデルを使用しています.このモデルは,症状や徴候についての記載がない,標準,共通用語という視点からみると初歩的である,などの欠点はあります.しかし,パターンにはめていくような画一的な行為を避け,対象者についてよく考えるという点において,初学者にふさわしいモデルであると考えています.

また,後述する歯科衛生ヒューマンニーズ概念モデルに基づくアセスメントツール(Appendix ②参照)を用いることにより,このような欠点を補うことができます.

その対象者の問題や病因に関する理解を不明確にし，適切なケアプランを立てることが難しくなります．

(6) 診断句の記述には，症状・徴候は含めない

診断文の後の部分である診断句は，対象者のアセスメントで観察された症状・徴候のグループ化から導き出されます．一つひとつの症状・徴候は，問題を明らかにするヒントを与えてくれますが，診断文には含めません．特定の小さな徴候・症状にのみ焦点をあてると，不正確な診断となることがあるからです．

しかし，診断の根拠を問われたら，裏づけとなるグループ化された症状・徴候（**診断指標**）は常に提示できなければなりません．ちなみに，ヒューマンニーズ概念モデルに基づいた歯科衛生診断では，症状・徴候を診断文に含めます（Appendix ③参照）．

(7) 病因句，診断句が同じ意味でないことを確認する

診断文の2つの部分が同じ意味の内容で書かれてしまうことがあります．「口腔のホームケアの問題に関連したブラッシングの不足」という文を考えてみましょう．この診断文の病因句と診断句は，同じ内容を示しており，適切ではありません．対象者に運動機能の制限があるとすれば，診断文は，「手指や腕の運動機能制限に関連した不十分な口腔のホームケア習慣」などと記述します．

(8) 歯科衛生ケアで改善可能であるという前提に基づいて表現する

診断文は実在あるいは潜在的な問題を明らかにします．その存在に影響を与えている因子は，歯科衛生士の処置，指導によって改善されうるものでなければなりません．

(9) 歯科診断を含めてはならない

歯科診断は，結果として歯科医師が主体となる治療を示すものであり，歯科衛生診断内での使用は原則的には不適切です．歯科衛生診断の目的はあくまでも歯科衛生士によって改善されうる問題や状態に焦点をおいたケアの立案にあります．

例として，「咀嚼障害に関連した食事における不満足感」という診断文を考えてみましょう．「食事における不満足感」は，歯科・歯科衛生上の問題ととらえられますが，「咀嚼障害」は，もし歯の欠損が原因であれば，歯科診断が扱う病因と考えられます．したがって，この病因に対処する介入としては，「咀嚼障害の除去あるいは改善」ということになり，それは基本的には歯科処置となってしまいます．

看護診断では，病名（歯科領域でいえば「歯肉炎」や「慢性広汎性歯周炎」など）の使用は禁じられています．しかし，本書の歯科衛生診断モデルでは，絶対に診断文に疾病に関する用語を含めてはならないという制限は設けていません．病名をすべて排除することは，診断文がわかりにくくなるばかりでなく，対象者への支援にも制限が生じると考えます．歯科医師が下した歯科診断による病名を診断文の一部に含めることにより，理解しやすい適切な歯科衛生診断となる場合もあります．前述の例でも，導かれる歯科衛生ケアプランで「義歯の新製につい

Keyword
●診断指標
Defining characteristics
疾病を特徴付けるような症状・徴候．特定の歯科衛生診断の対象者にみられる一群の症状・徴候，危険因子

表2-8 歯科衛生診断文の例

全身的	・アレルギー反応（ラテックスに対する）に関連した皮膚の炎症 ・ワーファリンの服用に関連した術後の止血に関するリスク
心理・社会・行動面	・過去のネガティブな受診体験に関連した不安 ・歯の色素沈着に関連したボディイメージの障害
口腔外	・口腔の悪習癖に関連した顎関節の障害のリスク ・埋伏智歯周囲の歯肉弁内のプラーク沈着に関連した慢性的なリンパ節腫脹
歯	・歯根露出に関連した部分的な知覚過敏 ・不正確なブラッシングに関連した広汎性の歯の磨耗
歯周組織	・高レベルの歯周病関連性菌の存在に関連した歯周炎の進行のリスク ・歯槽骨の吸収による歯の動揺に関連した咬合時の疼痛
軟組織	・口腔清掃の知識不足に関連した重度の舌苔の付着 ・習慣性に頰粘膜を咬むことに関連した頰粘膜の潰瘍
口腔清掃	・喫煙およびブラッシングの知識不足に関連した広汎性の色素沈着 ・多量のプラーク沈着に関連した口臭のリスク
栄養	・授乳に関する知識不足に関連した上顎乳切歯の脱灰 ・頻繁な嘔吐に関連した広汎性の歯質の脱灰
摂食・嚥下機能	・口腔周囲筋の機能低下に関連した食事の際の不快感 ・口腔乾燥に関連した経口摂取のモチベーションの低下

て歯科医師と協議する」などを歯科衛生介入として挙げることもできます．他の専門職への紹介，相談を導くことも歯科衛生診断の目的の1つなのです．

　以上，基本的な歯科衛生診断文の記述に関して説明しました．**表2-8**に診断文の例を示します．ルールにあまりとらわれすぎると，本来の問題を見失うこともあります．正しい診断文の記述そのものが重要なのではなく，あくまでも対象者のニーズに応じた計画立案を誘導することが大切なのです．

■クリティカル思考が必要

　歯科衛生診断には，パターンを見い出し，妥当で根拠のある推測を行うことが重要です．ここにもクリティカル思考法を身につけて応用する必要性があります．アメリカ歯科医学教育学会は歯科衛生診断について，

　「すべてのアセスメント情報を使用し，クリティカルな（論理的な）意思決定の技術を応用して患者・クライエントの歯科衛生上のニーズに関して判断する」

　と説明しています[22]．歯科衛生診断文を書いたら，その妥当性について，照合・検証をクリティカルな視点から行う必要があります（**表2-9**）．クリティカル思考は歯科衛生ケアプロセスの基盤思考ともいえます．

■歯科衛生診断がもたらすものは？

　歯科衛生診断は，歯科衛生ケアプロセスにおける問題の明確化の段階ですが，計

第 2 章　歯科衛生ケアプロセスの構成要素

表 2-9　歯科衛生診断の妥当性のチェックリスト

1. アセスメントは歯科衛生の専門領域内において，十分に行われたか？
2. 情報はごく一部の「症状・徴候」ではなく，分析・解釈され，一定のパターンをもつ情報が統合されたものであるか？
3. 病因句（病因・寄与因子）は「〜に関連した」という語句で，診断句（問題・状態・ニーズの欠落）とつながっているか？
4. アセスメント所見は，その歯科衛生診断で明らかにされた問題・状態・ニーズの存在を支持するか？
5. 科学的な知識や根拠に基づいたものであるか？
6. 歯科衛生介入で改善，解決できる内容か？
7. 不適切な用語（法的・価値判断）を避けて，適切に表現されているか？
8. 同じ情報が示された場合，他の適格な歯科衛生士も同様の歯科衛生診断を導くか？

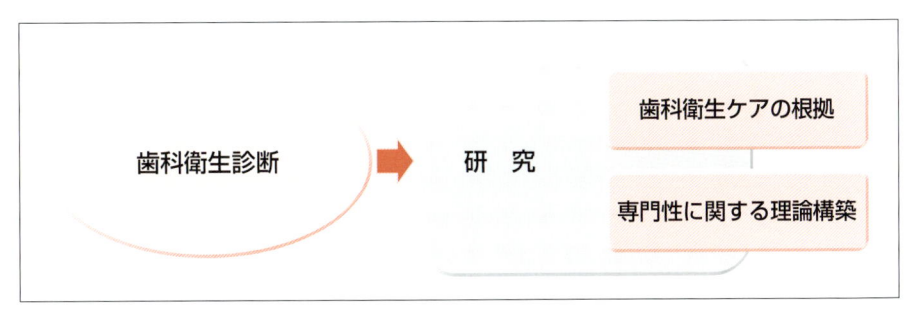

図 2-7　歯科衛生診断の意義と研究
歯科衛生診断は歯科衛生士に必要な研究テーマも示す．

画に基づくケアの実践が伴って初めて本来の意味をもちます．最も重要な役割は，**個人に対応した歯科衛生ケアを導くこと**です．

　「歯科は外来が主体で，次々と患者さんをみなければならず，歯科衛生診断を使ったりする時間はないのでは？」と思われるかもしれません．歯科衛生士は時間に追われ，業務を円滑に進めるため，対象者の問題のとらえ方をあまり疑問視せずに，すべてを歯科医師まかせにしたり，いち早く解決方法を見い出そうとしがちです．このような思考方法は，標準的なケアの実施に焦点が置かれるため，問題をクリティカルにみる姿勢が育ちません．歯科衛生診断により，歯科衛生ケアの必要性や妥当性の判断ができるようになり，歯科衛生の領域やその可能性について積極的に考えることにもなります．すべての対象者に応用するのではなく，まずは継続的な関わりを必要とする人に導入してみてはいかがでしょうか．

　さらに歯科衛生診断は，歯科衛生上の問題・状態を明らかにするので，歯科衛生に関する研究の基礎ともなります（図 2-7）．「何が問題になっているのか」という重要な研究テーマが示され，それについて科学的に追求していくことにより，根

拠ある実践が可能となります．

　アメリカ歯科衛生士会は，「包括的で質の高いオーラルヘルスケアを提供するために，歯科衛生士が歯科衛生診断を行うことは，専門職としての義務である」と述べています[7]．

　歯科衛生診断が確立することは，歯科衛生士がプロフェッショナルである証であり，歯科衛生独自の学問を構築する1つのステップでもあると考えています．それは歯科衛生士の役割を明確化し，オーラルヘルスケアへの独自の関与を示すことにもつながります．

・・・歯科衛生診断のまとめ

- ■歯科衛生診断は，歯科診断ではなく，歯科衛生上の問題の明確化である
- ■歯科衛生診断文は，病因 に関連した 問題・状態 で記述する
- ■目的は，対象者の問題に焦点をあてて，歯科衛生ケアを誘導することにある

COLUMN　北米の歯科衛生士業務の法律・規則

　アメリカの歯科衛生士の業務内容は州により大きなちがいがあり，法律・規則（Statute, Practice Act）が規定しています．オレゴン州では2005年に法律の改正があり，歯科衛生士の歯科衛生領域における診断が法的にも明確に可能となりました[27,28]．そのほか，一部の州でも同様の動きが認められます．

　また，臨床の歯科衛生士の業務範囲を拡大した「上級実践歯科衛生士」（Advanced Dental Hygiene Practitioner：ADHP）という職種を認定することが決定され，病院，施設などの場で，歯科衛生診断を大きく広げた「口腔診断」を認めることが提案されています[29]．

　一方，カナダでは，歯科衛生士の自己規制（Self-regulation）が，ブリティッシュ・コロンビア州ほかで認められており，歯科衛生士を中心に構成された組織が歯科衛生士の免許，業務内容，教育について統括しています．

　また，高齢者施設などにおいて歯科医師の監督なしに歯科衛生ケアを実施できる資格である「レジデンシャルケア歯科衛生士」（Residential care dental hygienist）の要件として，歯科衛生診断が行えることが挙げられています[30]．この資格を得るためには，歯科衛生士免許取得後，2年間の実務経験または学士の取得を経て審査を受けることが必要となります．1997年には，「Adult Care Regulation」という条例も施行され，施設入所者が歯科医師，歯科衛生士などの専門職による年1回の検診を受けるように奨励することが，施設に対して義務づけられています．

3. 計画立案

行動目標
1) 計画立案における対象者とのコミュニケーションについて説明する
2) 計画立案に疫学や予防の考え方がどのような役割を果たすか説明する
3) 保健行動の理論について基本的事項を説明する
4) 歯科衛生理論，概念モデルの計画立案への応用について考察する
5) チームアプローチを考慮した計画立案について考察する
6) 歯科衛生診断から，「目標」「歯科衛生介入」「期待される結果」を導く
7) 対象者中心の歯科衛生ケアプランをデザインする

Keyword
●計画立案
Planning

　歯科衛生診断を受けて，計画立案を行います．Ⅰでは，計画の立案について重要となる考え方を述べ，Ⅱでは，歯科衛生ケアプランの内容について具体的に解説します．

Ⅰ．計画立案の考え方

■計画を立てるということ

　計画立案の目的は，問題を解決し，好ましい結果を導くために最も有効な介入，行動を明らかにすることです．このためには，おもに2つの点を考慮します（**図2-8**）．

（1）臨床的配慮
　歯科衛生士が行う処置や指導は，最新の科学的な知識に基づいたものでなければならず，また必要な臨床的スキルについての理解が要求されます．

（2）行動科学的配慮
　歯科衛生士の臨床では，対象者の行動が変化しなければ解決しない問題も多いため，対象者を主体としてとらえ，それに対して歯科衛生士がどう関わっていくか考えていくことが重要となります．そのためには，行動科学の理解も重要となります．

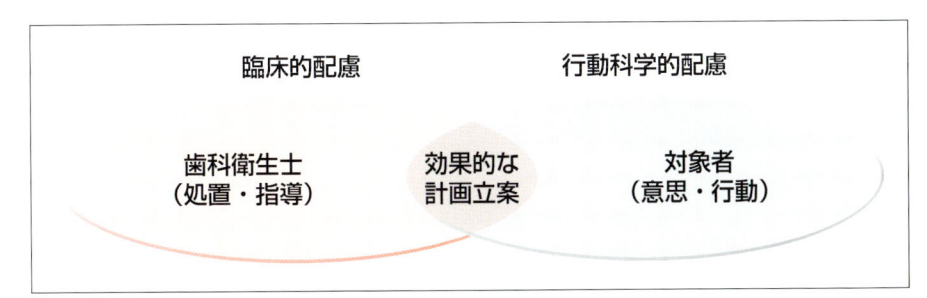

図 2-8　効果的な計画立案の考え方
計画立案には臨床的，行動科学的な配慮が必要．

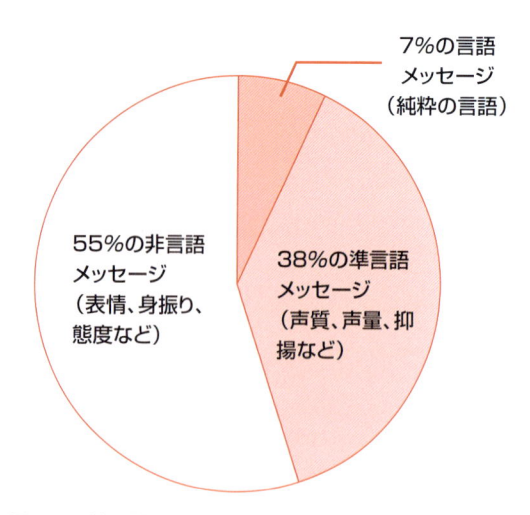

図 2-9 対人関係におけるコミュニケーション情報[31]

■計画立案とコミュニケーション

　計画立案では，適切な歯科衛生介入，対象者の行動や紹介の必要性について決定しますが，最も大切なのは，その作業に対象者も参加するということです．対象者と歯科衛生士が，十分にコミュニケーションをとり信頼関係が結ばれていれば，これから進める作業はスムーズに行われます．あくまでも歯科衛生士（専門家）としてのニーズではなく，対象者のニーズを考えなくてはなりません．対象者の状況は変化を伴うものなので，情報を正しく得るためにコミュニケーションを心がけます．また，その情報を分析し判断したことを対象者に正しく伝える説明責任もあります．

（1）コミュニケーション情報の伝わり方

　対人関係におけるコミュニケーション情報は，**言語メッセージ**と**非言語メッセージ**として伝達され理解されます．非言語メッセージは，身体的動作によって**ボディランゲージ**として表現されますが，言語メッセージより多くの情報を伝えています（図2-9）．歯科衛生士は，対象者が表現する言語メッセージと非言語メッセージを観察し意識的にとらえる必要があります．

　説明するときには，敬語など言葉の使い方に気配りが必要ですが，話し方の態度など自らが発信している非言語メッセージも，対象者に伝わっていることを理解しておきましょう．

（2）良好なコミュニケーション環境を作ります

　コミュニケーションにおけるメッセージの伝達は，送る側，受ける側双方の身体的発達状態，ものごとの認識，価値観，感情，知識，社会文化的背景，役割や環境などによって影響を受けます．

　対象者の話す内容を正確にとらえることができなくなる要因として，傾聴を妨げ

Keyword
●ボディランゲージ
Body language
　言語ではなく，顔の表情，姿勢，手の動き，アイ・コンタクトなどを用いて情報を伝える非言語コミュニケーション法

第2章 歯科衛生ケアプロセスの構成要素

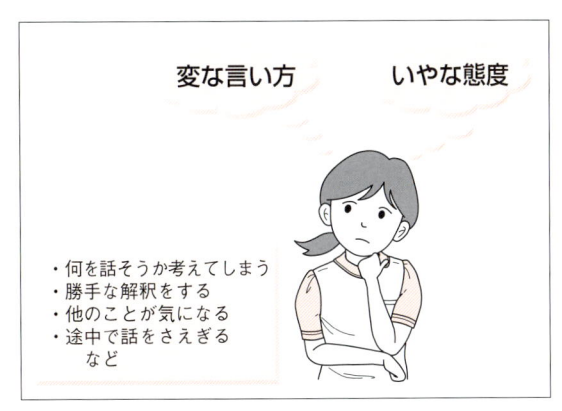

図 2-10 傾聴を妨げる癖を自覚し直す[32]

変な言い方　いやな態度
・何を話そうか考えてしまう
・勝手な解釈をする
・他のことが気になる
・途中で話をさえぎる
など

る自分の癖があり，その癖は個々に違いがあるので自覚して直す必要があります（図2-10）．

ていねいに礼儀正しく接することはもちろんですが，口調，声の大きさ，抑揚，話す速度などを対象者と合わすことで相手に安心感を与えることができます．

意思伝達能力の未熟な人や，老人性難聴で音が聞こえにくい人は，言葉の判断力が低下するので，対象者のコミュニケーション能力に応じた対応（ゆっくり，わかりやすい言葉ではっきり話す，聞き違いがないか確認するなど）が必要です．物事に対する考え方（価値観や信念）は，**ライフステージ**によっても違いがあるので，対象者のニーズに合う計画を立案することができれば保健行動の支援がしやすくなります．

歯科衛生ケアプロセスのすべての段階で，コミュニケーションは明確でオープンなものでなければならず，歯科衛生士がまず，そのための努力をします（表2-10）．ケアプロセスの全般をとおして，良好なコミュニケーションを基にした心と心が通い合うような人間関係づくりが必要です．初心者は，自分の知識不足，技術の未熟さも自覚しているうえに，コミュニケーションのとり方もわからず，緊張したり不安になったりすると思います．そのときは，あいさつ（自己紹介）など，面接の導入部分を十分練習しておくことが大切です．質問を逆にされたとき，わからないことに関して，だまってしまうのではなく「あとで調べてお答えします」という積極的な対応や「少し緊張しています」と自分の内面を開示することなど，前向きに自己表現できるようにします．私たちは，過去の経験から人のイメージを形成しやすいので，苦手なタイプがどのような人か普段から意識し，積極的にコミュニケーションをとるように心がけることが，医療者として必要です．

（3）目標達成における共通理解を深めます

対象者と歯科衛生士の**双方向性コミュニケーション**を意識し，共通理解があるか確認していくことは，計画立案に対象者の意思を組み入れるうえで重要です．

対象者は，口腔の健康問題を感知するために感覚（視覚，聴覚，味覚，嗅覚，触

Keyword
●ライフステージ
Life stage
　人間の一生を幼児期，少年期，青年期，壮年期などに分け，それぞれの段階のことをいう

表2-10 歯科衛生ケアプロセスにおけるコミュニケーションの形態
(Darby, Walsh[11]、2003より引用改変)

歯科衛生ケアプロセス	コミュニケーション形態
アセスメント 対象者の現在の状態に関する情報の収集，処理	・全身的，歯科的既往歴，社会文化的背景，口腔清掃習慣の詳細についての問診 ・口腔内外の診査（視覚，触覚，嗅覚，聴覚的方法を使用） ・非言語的な行動の観察 ・所見の解釈・分析の記録
歯科衛生診断 歯科衛生ケアを必要とする問題・状態，ヒューマンニーズを明らかにする	・歯科衛生診断文の記述 ・歯科医師との話し合い ・主治医（内科医）その他のヘルスケア職種との話し合い ・口腔健康に関する所見について対象者との話し合い
計画立案 適切な歯科衛生介入，対象者の行動，紹介の必要性について決定する	・対象者と目標設定および歯科衛生ケア，保健行動について話し合う ・歯科医師，他のヘルスケア職種との話し合い ・歯科衛生ケアプランの記述およびインフォームドコンセントを得る
実施 歯科衛生ケアを提供する	・歯科衛生介入の提供中に対象者と対応する ・口腔健康教育 ・実施内容の記載
評価 歯科衛生ケアの結果の評価	・対象者から口頭，筆記によるフィードバックを得る ・健康教育を含む歯科衛生ケアの結果について記録する ・介入の結果について記録する

覚，痛覚，温度感覚，圧覚など）を用いています．また，歯科衛生士も客観的情報を得るために診査を行い，自らの感覚を用いて対象者の問題の発見を行います（**図2-11**）．しかし，対象者と歯科衛生士では得られる情報に違いがあることを認識しておく必要があります（**表2-11**）．

　対象者は，気になっていることを羅列し話すことはできても，伝えたいことを整理して話していません．また，話したことが正しく歯科衛生士に伝わっているかどうかを確認することもできません．歯科衛生士も聞きちがいをして自分なりに解釈していることもあります．そのため，歯科衛生士は，対象者の話を要約して

COLUMN　単方向性コミュニケーション One-way communication
　　　　　双方向性コミュニケーション Two-way communication

　単方向性コミュニケーションとは，相手からのフィードバックの伴わない一方的な情報伝達をいいます．それに比べ相手からのフィードバックを受けながら情報伝達をすることを双方向性コミュニケーションといいます．説明したから相手が理解していると考えず，対象者と歯科衛生士との共通理解を深めるために話の重要なポイントを繰り返し確認することが必要です．

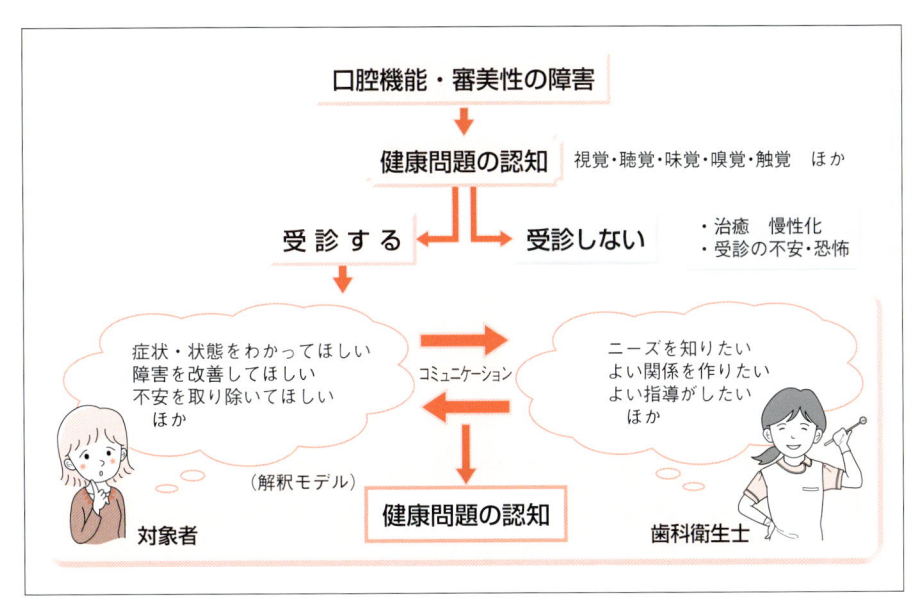

図 2-11 健康問題の認知と共通理解（保坂ら[32]，1999 より引用改変）

表 2-11 口腔内症状の判別と感覚の関係（保坂[33]，2005 より引用改変）

	歯科衛生士	対象者
視 覚	直接，鏡で見る　視覚を重視する傾向	鏡で見る
聴 覚	ある程度は判別できる	大きく聞こえ，気になると鋭敏になる
嗅 覚	判別できる	気がつかない場合が多い
味 覚	判別できない	出血などの異常を認知する
触 覚	器具や指を用いるが鈍感	舌は鋭敏に感じる／気になりやすい
圧 覚	判別できない	指や舌などで確認する
温覚・冷覚	判別できない	異常を認知する
痛 覚	判別できない	異常を認知する

共感的に繰り返し確認する作業が重要になります．

　歯科衛生に関する問題点を改善していくためには，持続的なセルフケアができることが前提になります．そのため，対象者が口腔健康を守るために，どのような行動をとっているのかについて情報を収集していきます．一人ひとりが健康に対する概念をもっていることを忘れてはいけません．歯科衛生士として具体的な対象者の健康観を理解し，自分の関わりが，どのような生きがいや健康観につながるのかを考える必要があります．

（4）QOL に影響をおよぼしている健康問題を明確にし，達成すべき目標を設定します．

　目標の設定に関しては，対象者が「歯科衛生士は自分の状況をよく理解してくれている」と感じられることが重要です．また，健康問題をわかりやすく対象者に提示する必要もあります．

表2-12 カウンセリングとコーチング

	話の焦点のあて方	対象者との関わり方
カウンセリング	過去を基点にし心理的な介入を行う．過去の事象に焦点をあて，現在起きている問題との関連を見いだし解決し行動変容を促す	カウンセラーは相手の話を聴き，対話のなかでクライエントと同一体験を通じ，解決方法の気づきを引き出す．アドバイスや指示はあまりしない
コーチング	現在を基点にし目標を設定し，目標達成に向け指導を行う	コーチは，対象者を尊重し，自ら考え目標設定することを促し，遂行に必要な能力をいかに引き出すかを前向きに考える

Keyword

●解釈モデル
Explanatory model
　説明モデルとも訳される．自分の観点，言葉，信念，価値体系に基づいた，疾病に対するとらえ方[34]

　そのためにも対象者が，自分の健康や歯科衛生に関する問題点をどのようにとらえているのか（**解釈モデル**）について自ら話していただき，目標を定めることができれば，対象者中心のケアプランが作りやすくなります．計画立案に際し，家族や友人などの情緒的支援者についても情報を得ていれば，ケアを実施するときにサポートをお願いすることもできます．特に食生活管理が必要な場合は，対象者だけの問題ではなく家族の理解や支援がなければ成り立ちません．

（5）カウンセリングやコーチングの技術も応用します．

　歯科衛生士は，対象者を理解するために話を聴く技術，質問法や支援する言葉がけなどのカウンセリング技法も学習することが必要です．コミュニケーション技法としては，近年**コーチング**も注目されており，歯科衛生士にとっても有用です．相手を尊重すること，聴く基本的なコミュニケーション技法や行動パターンをよい方向へ導くという点では**カウンセリング**とコーチングは同じようにとらえることができますが，歯科衛生士として対象者に関わるときの考え方に大きな違いがあります（**表2-12**）．

　人の行動特性や心の内面についての知識を得ておくことで，対象者の健康増進や健康維持への支援が効果的に行えるようになります．

COLUMN　カウンセリング Counselling とコーチング Coaching

　カウンセリング的な関わりは，頭ではわかっていても行動に移せないというような対象者の場合に，できない背後にある不安や寂しさ，怒りなどの感情を共感的に理解し，対象者とともに行動を禁止している感情を明確化し解決していくことが必要になります．

　コーチング的な関わりでは，明確な目標の設定をもとにして，どのように実現していくかの質問を投げかけ，能力を引き出すために具体的な話し合いを行います．具体的な目標に向かって，具体的な指導を行うことがケアプロセスを成功へ導くことになります．

第2章 歯科衛生ケアプロセスの構成要素

(6) 専門家として自覚をもって関わります

　私たちは，経験や学習を通じて記憶されている知識を，判断するときの指標として使用しています．そのために対象者と歯科衛生士では，思いやとらえかたに当然違いが出てきます．専門家として，対象者の気づかないこともとらえる必要があります．

　歯科衛生士の業務範囲のものであるか，歯科医師による治療が優先的に必要か，またはほかのヘルスケア職種との連携が必要なのか判断します．連携が必要な場合は，対象者と協同での参画が重要になります．また，歯科衛生士自身の健康管理も重要です．体調がよくないと，それが対象者に非言語メッセージとして伝わり，十分なコミュニケーションをとることはできません．

■疫学は実際の臨床に何をもたらすのか？

　科学的なケアを考えるうえで，疫学的アプローチは必要な手段です．疫学とは，人間集団の中で病気，けが，機能障害がどのように起こっているのかを調べ，それぞれの予防や健康の増進に役立てようとする学問です．疫学的研究では，まず病気などがいつ，どこで，どんな人達に起こっているのかを調べます．さらにこれらの情報を基にどのような要因がその病気の発生に関与しているかを明らかにし，病気の予防に役立てます．この要因のことを**リスク因子**とよびます．リスク因子は次のようなものが取り上げられています．

- 喫煙，アルコール依存，高コレステロール，高塩分の食事摂取といった生活習慣
- 流れ作業への従事，重い荷物の運搬，コンピュータでの長時間就労などの職業リスク
- 間接喫煙，毒性廃棄物，光化学スモッグなどの環境問題

　たとえば，喫煙や日光はガン発生を高めるリスク因子と考えられており，反対にアスピリンはある種のガンや心臓病の予防因子（陰性リスク因子）であると示唆されています．

　疫学研究は一般に，記述疫学と分析疫学に分けることができます．**記述疫学**は人間集団における病気の分布と構造の全体像を把握し説明することを目的としています．つまり，個人，地域，時間という側面から病気の構造を記述することになります．したがって，「病気に罹っているのは誰か？」，「病気はどの地域で多いのか？」，「その病気はいつ，どのくらい発生するのか？」が調べられます．具体的な方法を**表2-13**に示します．

　また，病気が発生する頻度を測る指標には，有病率と発生率があります．**有病率**は，ある特定の時点に対象となる集団において特定の病気に罹っている人数を定量化したものであり，ある個人が特定の病気に罹る確率を示します．**発生率**は，ある特定の観察期間に対象となる集団において新たに病気に罹った人数を定量化

Keyword

●リスク因子
Risk factor
　環境，個人の行動，生物学的な因子で，もしその因子が存在すれば直接的にその疾患が発症する確率を増加させ，さらに，その因子が存在しないか除去された場合，その確率が減少する
　一定の時間的経過における縦断的な研究により確証されたもの

表2-13 疫学研究の方法

症例報告	これまで報告例のない珍しい医学的所見が記述されるもの
相関研究	病気と特定のリスク因子との間の相関関係を見いだすもの
横断研究	ある特定の集団におけるリスク因子と病気を，ある時点で同時に評価するもの

したものであり，その期間内に病気を発症するリスクを表します．

分析疫学では特定の病気が発症するのにリスク因子が関与しているかどうかを決定することを目的としています．そのため分析疫学は，対照群を設定して特定のリスク因子と結果因子の間に関連があるかどうかを検定するように研究が計画されます．従って分析疫学では，リスク因子が病気の発症を高めているか，低めているかを示すことができます．

また，分析疫学には観察研究と介入研究があります．**観察研究**は，アンケート調査，聞き取り調査，カルテ分析などによって，病気の自然経過，リスク因子への影響の有無などを観察するものです．これには，**ケースコントロール研究**と**コホート研究**があります．**介入研究**は臨床試験などの実験研究が含まれ，研究者が直接特定の治療や影響を受ける群を設定して，その結果を追跡して病気を治療するかしないか，病気を発症するかしないか，を観察するものです[35]．

疫学研究では，リスク因子や病気を特徴づけるような症状・徴候も整理され，明らかとなります．そしてこのような情報は，歯科衛生診断とそれに続く計画立案を考えるうえで，重要な基礎となります．

歯科衛生士は，幅広い科学的知識の基礎を用いて，疫学的アプローチの逆の過程をたどることもあります．つまり情報をその源である宿主，対象者に還元していく作業をすることです（図2-12）．歯科衛生士は対象者の病気の状態，進行に影響を与えるリスク因子，また病気の進行を止め，病気による影響を減少させ制限する処置や方法の影響について，よく理解していることが必要です．

■予防の概念を理解して計画を立案する

計画立案は，対象者の健康あるいは病気がいま，どのような状態にあるのか知ることから始まります．その病気のリスク因子は何なのか，病気の進行に影響を与えるその他の宿主因子は存在するか，さらに，病気に対するさまざまな介入の効果などについて明確にしなければなりません．そのためには，病気の進行過程や，予防の概念の理解が必要となります．病気が進行した臨床的な結果を考えてみると，歯科衛生士の臨床では，死亡の結末を迎えることはほとんどありませんが，本当の意味において治癒には至らないこともあります．よって，**ケア**が最も現実的となります（図2-13）．

予防には第1次予防から第3次予防まで3つの相があり，その具体的対応は5

Keyword

●ケースコントロール研究
Case control study
被験者がある病気をもっているかもっていないかに基づいて選択される研究

●コホート研究
Cohort study
追跡調査研究ともいい，研究しようとする病気に罹っていない対象者群を選択し，病気を発症するかどうかを追跡する研究

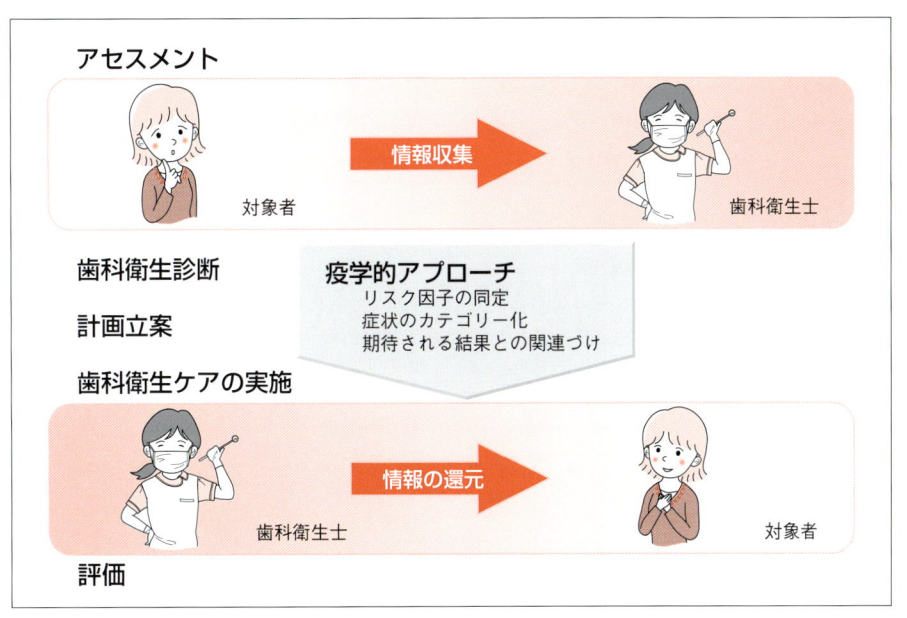

図 2-12 計画立案と疫学的アプローチ
歯科衛生ケアプロセスにおける歯科衛生士の介入は，幅広い科学的知識を基盤として疫学的過程を逆にたどり，対象者に還元していくこととともいえる．

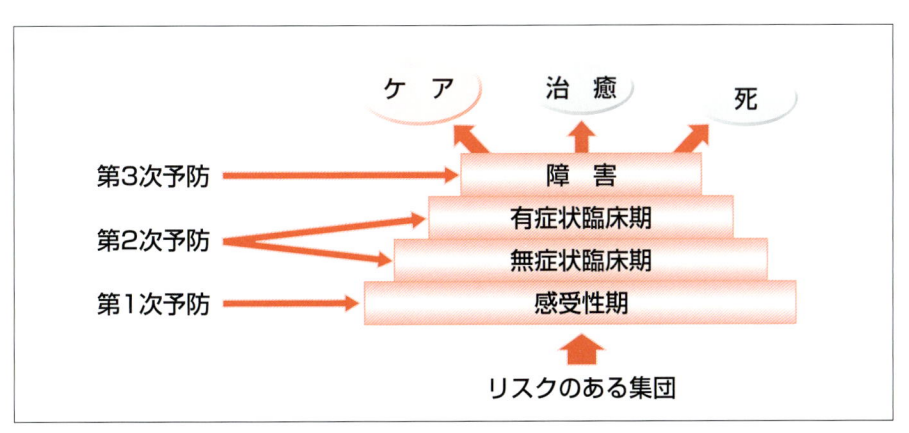

図 2-13 疾病の自然史と予防のレベル[36]

段階に分けられています[36]（**表 2-14**）．この段階は，地域の予防プログラムの内容や費用などを検討する際のリソースとして活用され，プログラムの優先順位を決定するためにも使用されますが，個人の歯科衛生ケアプランの作成においても考慮します．

（1）第 1 次予防

第 1 次予防は，宿主－病因－環境の疫学的要因において，最初の接触を防止することを目標としています．相互作用がなければ，病気は発生しません．指導，教育的な努力は，病気の発症前の段階の対象者に向けられます．

表2-14 予防のレベルと歯周病の治療

歯周病を例にとると，歯科衛生士の関わりの多くは第1次，第2次予防における対応となっている．

第1次		第2次		第3次
健康増進	特異的予防	早期診断・即時治療	機能障害の阻止	リハビリテーション
予防的メインテナンス	口腔清掃の習慣	歯周診査	歯周外科治療	口腔機能回復治療
定期検診		歯周基本治療		
喫煙に関する教育	禁煙			

※ Leavell & Clark の一般的な予防の概念としては，「機能障害の阻止」は2次予防に含まれる．

Keyword
● ヘルスプロモーション
Health promotion
　人々が自らの健康をコントロールし，改善することができるようにするプロセス
　個人や集団の健康につながる行動に対する教育的，経済的，組織的，環境的な計画的な支援

　ヘルスプロモーション（健康増進）は，人々に健康的な行動や適切な衛生についての認識を促します．この狭義のヘルスプロモーションの目標は，自覚と一般的な知識を向上させることにあり，知識，行動または態度に特定の測定可能な変化としての明確な目標を掲げる健康教育とは異なります[6]．ヘルスプロモーションの例は，グループに対する口腔の健康に関するプレゼンテーションから，口腔ケア製品のテレビCMまでさまざまなものが挙げられます．個人レベルでは，歯科衛生士は口腔の健康について一般的な話題に触れ，対象者に意識を芽生えさせます．学習は，個人が学習の必要性を感じて，準備ができたときに始まるとされています．対象者の行動の変化は，自分自身で起こすことが必要で，学習することを受け入れ，変化を起こす努力をしなければなりません．その時点に到達すると，ヘルスプロモーションは終了し，健康教育が始まります．

　特異的防御は，宿主-病因-環境の最低1つの要因に変化をもたらす介入を表します．スポーツで外傷から歯や軟組織を守るマウスガードの装着，フッ化物応用，保隙装置の装着などはすべて第1次予防の領域です．

　歯科衛生ケアを立案するうえでは，原因を元から断つ第1次予防へのアプローチが最も重要となります．

(2) 第2次予防

　第2次予防の目的は病気を早期に診断し，病気の進行を遅らせ合併症を防ぐことにあります．歯周病治療における歯科衛生士の関わりの多くは，この時期にあるといってもよいでしょう．

　注意深いアセスメントに基づく迅速な介入は，口腔疾患の早期発見を可能とし，改善したり進行を止めたりすることにつながります．たとえば，フッ化物応用と食事の改善および適切な口腔清掃によって，初期の歯の脱灰を防ぐことが挙げられます．また，歯肉炎を発見し，対象者のホームケアを変化させることは，歯肉の健康回復につながります．定期的な検診は，対象者の健康状態の維持に有効ですが，それもこの段階に属します．

　「健康日本21」では，第1次・2次予防の段階における手法が，科学的根拠に基づいたものであることの必要性に言及しています（**表2-15**）．歯科衛生士のケア

表2-15 健康日本21における第1次，2次予防の考え方

1次・2次予防施策との整合性
健康日本21においては，1次予防，2次予防に属する個々の手法について，科学的根拠に基づいた評価を行い，最適化された組み合わせを採用すべきである．近年，（中略）疾病管理が発達してきているが，これは1人の患者を予防からリハビリテーションまで一貫して追って，それを効率よくかつ効果的に管理する手法であり，いわばこの古典的分類に基づく手法の現代への応用ということができる．

（健康日本21，総論，基本戦略 第1節 基本方針より）

もこのようなことに配慮して計画します．

(3) 第3次予防

この段階では機能障害の阻止（進行抑制）とリハビリテーションに焦点があてられます．

機能障害の阻止では，臨床的に進行している病気のさらなる進行を抑制したり，遅延させたりすることが目的となります．充塡処置，ルートプレーニング，根管治療などがその例です（Leavell & Clarkの一般的な予防の概念としては，「機能障害の阻止」は2次予防に含まれます）．

リハビリテーションの段階には，義歯，インプラント，摂食・嚥下指導などがあてはまります．

第3次予防では，歯科医師のみならず，他職種との連携が要求されます．

■リスク因子への対応を考える

疫学的なデータは，歯科衛生士に対象者の病気への感受性についてさまざまなことを教えてくれます．それを評価し，予防に関する知識と合わせることで，どのような介入が必要で，どのように実施すれば効果的なのかについて考えることができます．リスク因子を分類する前に，次の3つの点について考える必要があります[6]．

(1) すべてのリスク因子を変えることはできない
　　たとえば，根面う蝕における高齢という因子は，変更することができません．
(2) 統計学的に関連が強く示唆されても，すべての人にその状態が引き起こされるわけではない
　　個人差があり，明確な予測を困難にしています．
(3) リスク因子は重なりあっていることもある
　　その影響は宿主なのか，病因または環境なのか，決定づけることが困難となります．

たとえば，プラークの存在は(3)に該当します．もしその人の清掃方法が不適

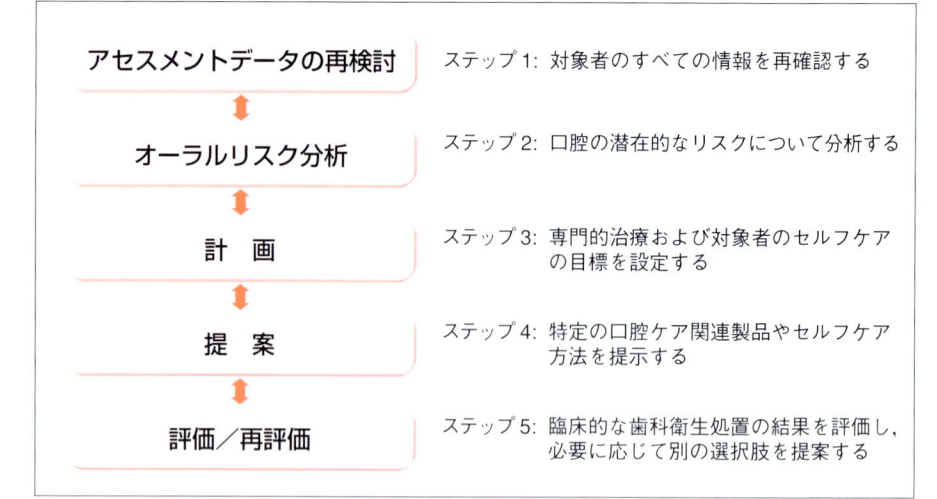

アセスメントデータの再検討	ステップ1：対象者のすべての情報を再確認する
オーラルリスク分析	ステップ2：口腔の潜在的なリスクについて分析する
計画	ステップ3：専門的治療および対象者のセルフケアの目標を設定する
提案	ステップ4：特定の口腔ケア関連製品やセルフケア方法を提示する
評価／再評価	ステップ5：臨床的な歯科衛生処置の結果を評価し，必要に応じて別の選択肢を提案する

図2-14 オーラルリスクアセスメントにおける5段階のプロセス[37]
歯科衛生ケアプロセスを基本としているが，システム化されたアセスメントツールを使用し，リスク因子の分析に焦点をあてていることが特徴となっている．

Keyword

●リスクアセスメント
Risk assessment
リスク因子に関する情報や知識を，治療計画の一部として反映させ，その対象者個人に適切なセルフケアをデザインすること[37]

切だった場合，結果としてのプラークの付着という要素は，宿主因子とも考えられます．プラーク中の細菌は歯肉に炎症を起こすので，病因因子とも考えられ，または，生物学的な環境とも分類できます．

疫学的要因がどのような状況にあり，全体としてどこで病気のプロセスに影響を与えるかは，ケアプランを立てるうえで手助けとなります．

リスク因子への対処について，近年，口腔の**リスクアセスメント**とそれに基づく

COLUMN

ORAシステム Oral Risk Assessment and Early Intervention System

リスクアセスメントの臨床的な枠組みであり，チェアサイドでの使用を念頭に置いた，情報収集と意思決定のためのシンプルなシステムです[37]．情報を解釈し，リスクを分析し，適切な口腔ケアに関する提案を行うことを目的としています．

ヘルスプロモーションや意思決定を支援する方法に関する多くの知見を基に，治療的介入や予防方法を考えていくための5つのステップからなるアプローチを採用しています（図2-14）．基本的には歯科衛生ケアプロセスの5つのステップを意識していますが，情報処理のためのシステム化されたツールを用いていること，実在あるいは潜在する口腔のリスクの分析に重きをおいていることが特徴となっています．

ツールは，「予防アンケート」と「ワークシート」から構成されています．予防アンケートは，「歯科既往歴」，「フッ化物使用歴」，「保健行動」，「食事・栄養・保健信念」に関する4つの質問紙で構成されています．ワークシートは，データの要約，分析，治療計画の立案と実施後の評価のために使用します．

リスクコントロールの考え方が重要視されてきています．従来のように局所の組織破壊の程度を診査し，いかにして修復するかという診断を導き出すことに重きを置くのではなく，疾病のプロセスに影響を及ぼす要因，つまりリスク因子をアセスメントしたうえで，それを改善し長期にわたって口腔内の健康を維持し，QOL向上を目指していくという概念です[38]．

　歯科衛生ケアプロセスの流れのなかで，う蝕や歯周病のリスクについて考えてみましょう．アセスメントの段階で得られた情報を分析・解釈し，必要に応じてカリエスリスクテスト，歯肉縁下プラークサンプルの検査などを実施します．歯科衛生診断で問題をより明確化し，計画立案の段階で疫学的研究結果や，予防の考え方に照らしあわせて，対象者の口腔のリスク因子に配慮した介入を計画します．このようにリスクコントロールの概念においても，歯科衛生士が効果的に歯科医師，対象者と関わっていくためには，広い視点からのアセスメントはもちろんのこと，歯科衛生診断で問題を明確にし，効果的な計画立案につなげていくというプロセスが必要となります．

■保健行動の理論を理解する

　代表的な歯科疾患である歯周病やう蝕には，生活習慣が深く関わっています．私たちの行動は，生活環境のなかで自ら学習し形成されてきた習慣行動なので，歯科衛生士としてよい習慣への行動変容を支援するには，保健行動や学習についての理論を応用する必要があります．理論を学ぶことによって，人々が健康に関連した意思決定をどのようにしているのか理解しやすくなります．**学習理論**の応用は，保健医療の現場では，食行動，喫煙，飲酒，運動，服薬などの場面で用いられています．学習するということは，経験や練習によって行動が変容していく過程であり，継続していくものを意味しています．学校や家庭で勉強をするという意味あいとは違います．生活環境や他者との関わりのなかで作り上げられてくるものです．

　看護過程のアセスメントにおいて，主観的情報（Sデータ）は症状として対象者に現れている身体的，心理（精神）的，社会的反応を示しています．また，客観的情報（Oデータ）は徴候として心身に現れているもので観察が可能なものです．看護師はこれらの情報を処理し，看護診断を導きます．

　しかし，歯科衛生ケアプロセスにおける歯科衛生診断は，歯科衛生介入によって改善されうる問題や状態に焦点をあてているため，症状や徴候として現れていないことについても，アセスメントの段階で取り上げる必要があります．歯科衛生士の業務範囲を考えるとリスクアセスメント（感染のリスク，セルフケア不足，知識不足，言語的コミュニケーション障害，不安，口腔粘膜の障害など）に基づき介入を行うことが多くなると思われます．歯科衛生ケアプロセスでは，対象者の習慣行動の理解が必要になります．加えて，全身疾患，歯科疾患や歯科衛生に

Keyword

●学習理論
Learning theory
　経験や練習によって行動に変化が起き，継続的な場合の過程を学習とよび，その学習がどのように成立していくかについての考え方

関する基礎知識を理解し，概念化しておく必要があります．この部分が不十分だと，たとえ表面化している症状や徴候でも診断に結びつけることは難しくなり，有効な計画立案につながりません．

このように，人間の行動を客観的に観察，分析し法則性を見いだすための学問である行動科学に基づいた理論の理解が，計画立案では重要になります．

■保健行動への導き方

歯科衛生士の対象者との関わりには，実施する処置や，指導があります．歯科衛生士が一方的に処置や指導を行っても，よい結果は生まれません．多くの場合，対象者は，よりよい健康状態を得るために，自らの行動に変化を起こさなければなりません．私たちの日常生活における行動は，必ずしも健康的なものとは限りません．健康の維持，回復や増進するためには，健康を損なうような不適切な行動を改善し，健康的な習慣行動である保健行動を身につける必要があります．

保健行動は，その行動動機（モチベーション）が強まり，他方その負担がそれより軽いとき実行されるという**保健行動のシーソーモデル**（図2-15）に従うと考えられます．対象者本人に，十分な動機がないのに歯科衛生士がいくら保健行動を行わせようとしても無駄な努力になります．また，行動をすることに伴う負担や障害がどの程度あるかも重要です．保健行動をとろうとする動機よりも「忙しい」「面倒くさい」「気分が乗らない」などの負担感や障害が強いときは，シーソーの右側の負担が下がり，行動は実行されません．私たちは，たとえ現状が少し苦しくても，その安定を壊してまで変化することを望みません．変化するには変容しようとする内的なエネルギーが必要です．そして一時的に，現状より不安定になってしまうことをも受け入れなければ**行動変容**は起きません．そのためにも歯科衛生士としての支援が重要になります．

保健行動のシーソーバランスからもわかるように，人々は自己決定で支点を右側に移動させ，保健行動への動機づけを強めたり，あるいは負担を軽減してその行動を実行する能力をもっています．それはまさにセルフケア行動といえるものです[39-41]（**表2-16**）．

対象者の行動変容を導くためには，歯科衛生士は計画立案において，保健行動と健康教育の理論を理解し，応用することが必要です．さらに，対象者の保健行動に関する意思決定について理解を深める必要があります．臨床に応用できるものは，保健信念モデル[42]，ローカス・オブ・コントロール[43]，多属性効用理論[44]，プリシード／プロシードモデル[45,46]，自己管理スキル[47]などがあります（詳細は，Appendix①を参照）．

歯科衛生のモデルとして紹介されているものとして，ヒューマンニーズ概念モデル[48]，口腔関連QOLの歯科衛生モデル[49]，クライエント・セルフケア・コミットメントモデル[50]があり，後段で詳しく述べていきます．

Keyword

●**保健行動**
Health-related behavior
　人が自ら健康を維持，回復や増進するために行うあらゆる行動

●**行動変容**
Behavior modification
　環境または行動上の変化要素に対して，システマティックにはたらきかけることにより，好ましくない行動に変化を与えようとするアプローチ
　精神的，身体的な不調，障害に対する治療法[10]

第2章 歯科衛生ケアプロセスの構成要素

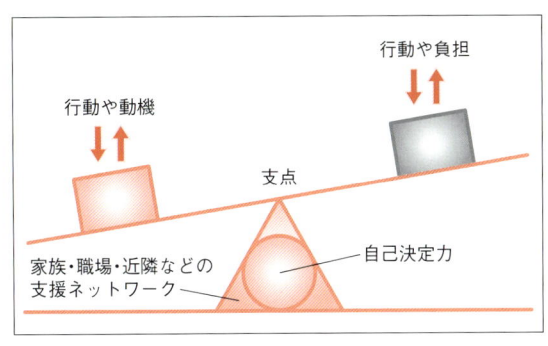

図2-15 保健行動のシーソーモデル[39]

表2-16 保健行動の変容を促す10の要件（例：プラークコントロール行動）
（宗像ら[39]，2006より引用改変）

動機づくときは
(1) 保健行動をとらないことが不安化する： むし歯や歯周病で歯を失ってしまう不安
(2) 保健行動をとることが利得化する： 歯肉から出血しなくなる，口臭が気にならなくなる
(3) 何のために保健行動をとるかが目的化する： 大好きな歯ごたえのあるものを食べたい．8020を目指して頑張りたい
(4) 保健行動をとることが他者から一般的に求められるように規範化している： 白い歯や口腔の清潔感が求められている
(5) 保健行動によって自己成長に気づいたり，心の仲間ができたり，人の役に立ってその行動自体が生きがい化する： プラーク・コントロールを究めることで自分の自信につながり，職場でも食後にブラッシングをする仲間がいて楽しい
(6) 保健行動の仕方が評価化される： 友達や歯科衛生士によい評価を得る
負担が軽減する
(7) 保健行動に伴う犠牲や負担が最小化する： 電動歯ブラシを使用してみる，風呂に入りながらブラッシングをする
(8) 保健行動をとることが支援化される： 友達や家族の協力（リビングでブラッシングをしても怒られない）
自己決定力が高まるときは
(9) 保健行動がとれる隠れた本当の気持ちを意識化する： まわりの人の評価を気にしてばかりで行動に移せずにいた→上手に自己主張したほうがよいことに気づく
(10) 保健行動をうまくとる自信のある方法を学習化する： これまでの自信のなかったところがどこにあるかを振り返り，行動の仕方を変えてみる

COLUMN 　保健行動のシーソーモデル　The Seesaw Model of health-related behavior

　保健行動のシーソーモデルとは，健康を増進させる行動（保健行動）の実行に関連する要素を，シーソーにたとえてモデル化されたものです．その構成要素は，動機，負担，自己決定能力，社会的支援の4つからなっていますが，人はシーソーの支点を自らの力で移動することができ，動機と負担を調整できるという説に基づいています．

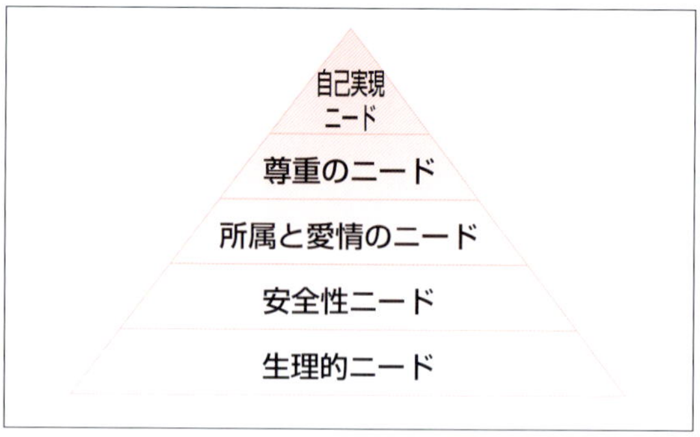

図 2-16 マズローの欲求階層理論

　歯科疾患の多くは，伝染性，緊急性のある急性疾患ではありません．慢性経過で進行する歯周病やう蝕は，その個人の生活習慣の結果として現れているものととらえることができます．保健行動の社会・心理的ベースを理解することは，指導するうえでガイドとなり，継続的な変化を得ることにつながります．歯科衛生士は理論的な枠組みをもって関わり，対象者と目標を共有しケアプロセスを展開することが重要です．

■ヒューマンニーズ概念モデルと歯科衛生ケアプロセス

　ユラ，ウォルシュのヒューマンニーズ理論（看護学）は，人間主義的心理学の構築に関わったマズローの欲求階層理論[51]（図 2-16）では明確にならない臨床的なアセスメントとして，35 のヒューマンニーズを明らかにしました．歯科衛生理論の研究者は，歯科衛生の業務領域を考慮した独自のニーズ理論を発展させ，その後，歯科衛生ケアプロセスの考え方に取り込まれました．

　ダービー，ウォルシュの**ヒューマンニーズ概念モデル**では，歯科衛生に応用可能な 11 のニーズを当初提唱していましたが，その後研究が進み，現在では 8 つのニーズに絞られています[48]．

■歯科衛生ヒューマンニーズ概念モデルの応用

　人間の行動は欲求（ニーズ）を満たす行動に支配されていると考えられ，満たされないニーズがある場合，すべての人間に存在する内的な動きがそのニーズを満たそうとします．ヒューマンニーズ理論では，満たされないニーズが人間の行動に**モチベーション**を与えるとしており，この考え方を歯科衛生士の臨床に応用します．

　アセスメント，歯科衛生診断，計画立案の段階で下記の 8 つのニーズについて考慮します（Appendix ②参照）．

Keyword
●モチベーション
Motivation
　行動へと駆り立て，目標へ向かわせるような内的な力．欠落しているヒューマンニーズを満たそうとする願い

第2章 歯科衛生ケアプロセスの構成要素

(1) 顔や口腔に関する全体的なイメージ
(2) 健康上のリスクに対する防御
(3) 生物学的に安定した歯，歯列
(4) 頭頸部の皮膚，粘膜の安定
(5) 頭頸部の疼痛からの解放
(6) 不安やストレスからの解放
(7) 口腔の健康に関する責任
(8) 概念化と理解

(1) 顔や口腔に関する全体的なイメージ

自分の口腔，顔面の状態，息などに関して満足していたい，というニーズを指します．

アセスメントで対象者が，これらについて不満足を表した場合，このニーズが満たされていないと判断します．

> **歯科衛生介入例**
> - 対象者に，**ボディイメージ**の障害の解決につながる可能性のある矯正，補綴などの治療オプションについての説明をする
> - 歯科衛生士の業務範囲外の対応が必要な場合，歯科医師と協議し，専門医への紹介を検討する．また，カウンセリングやグループセラピーを紹介し，自分のボディイメージについて前向きに対処できる機会を提案する

(2) 健康上のリスクに対する防御

歯科衛生ケアを受けるうえで医科的，全身的な制約がなく，また歯科衛生ケアそのものの健康上のリスクを避ける，というニーズを指します．

対象者の全身的既往歴に関して詳細なアセスメントを行い，バイタルサインを測定し，歯科衛生ケアを受けるうえでの健康上の問題点を探ります．対象者の発言，態度から恐れや心配ごとに関する情報を得たり，対象者のセルフケアが悪影響を

Keyword

●ボディイメージ
Body image
　心のなかに抱いている自分の姿であり，顔やスタイルなど自己に関するすべての部分を含んだ広い概念
　自分の身体についての認知と，こうありたいと思い描く理想像と現実の自分の間で生み出される自己の身体に対する評価が含まれている

COLUMN

概念モデル Conceptual model

　概念を客観化する試みをモデルといい，言葉で表されるモデルを概念モデルとよびます．概念モデルは，ある専門分野において，知識の積み上げを行っていく骨格として機能します．究極的には，その知識は専門領域独自のプロフェッショナルとしての基準やケアプロセスを定義することにつながります．

　これからの歯科衛生士は，さまざまな理論に基づいた業務のモデルを検証していく必要があります．

与えていないことを確かめたりすることが必要となります．アセスメントで下記のような状態が認められれば，このニーズが満たされていないとします．

- 狭心症やコントロールされていない糖尿病の存在
- 心内膜炎その他の全身状態のため，抗生物質の前投薬が必要
- マウスガードを装着せずに口腔に危険性があるスポーツをしている
- 重大な手指，体の運動機能障害がある

歯科衛生介入例
- 対象者の全身的なリスクを小さくするように，歯科衛生介入の内容を変更する
- 歯科医師と相談し，内科医等の専門職を紹介する

(3) 生物学的に安定した歯，歯列

歯や充填物，補綴物の状態が安定しており，感染から守られ，適切な機能が維持され，食事を適切に摂り栄養を得る，というニーズを指します．

アセスメントで下記のような状態があれば，このニーズが満たされていないとします．

- 充填物に問題
- 咬耗や磨耗
- 歯の外傷の可能性
- 不適合な補綴物
- 咀嚼障害

歯科衛生介入例
- 歯，口腔の健康を保つための指導（栄養指導も含む）
- う蝕や口腔の機能障害を認めた場合には，歯科医に報告する

(4) 頭頸部の皮膚，粘膜の安定

口腔粘膜，歯周組織，その他頭頸部の皮膚，粘膜が感染や外傷から守られ，栄養状態も良好でありたい，というニーズを指します．

下記のような状態に注目します．

- 歯肉の炎症，その他の口腔内外の病変，腫脹など
- プロービング時の出血，4 mm 以上のプロービングデプス，アタッチメントロス
- 口腔乾燥症
- 栄養状態の悪化による口腔の症状

歯科衛生介入例
- プラーク沈着や歯肉の炎症を抑制するための歯周組織のスケーリング・ルートプレーニング（SRP）
- 専門職への紹介
- 栄養指導

(5) 頭頸部の疼痛からの解放

頭頸部に物理的な不快感がない状態でいる，というニーズを指します．対象者の言葉，態度，顔面や口腔内の詳細な診査データからニーズを探ります．

- 歯科衛生ケアを実施する前から存在する口腔内外の疼痛や知覚過敏
- 触診で疼痛を訴える
- 歯科衛生ケアの実施中に，インスツルメンテーションによる疼痛や，背中や首，顎関節部などに疼痛がある

―― 歯科衛生介入例 ――
- ただちに歯科医師の診査，診断を仰ぎ，緊急処置を行う
- 対象者の痛みによる不快症状に配慮した注意深いインスツルメンテーションの実施
- SRP前に歯科医師に局所麻酔や鎮静法を実施について確認する

(6) 不安やストレスからの解放

オーラルヘルスケアの環境で精神的な恐怖感や不快感がない状態でいる，というニーズを指します．

対象者が恐怖感や不安感を訴えたり，それらがうかがえる場合，その他，下記のような状態があれば，このニーズが満たされていないと判断します．

- 過去の歯科治療に関する嫌な経験について述べる
- プライバシーについて心配している
- 治療費用，院内感染，フッ化物，水銀，エックス線の為害性，これから受ける歯科衛生ケアの内容などについて心配している

―― 歯科衛生介入例 ――
- 安心感を与える対応，説明
- ていねいで配慮のあるインスツルメンテーション
- 歯科医師に局所麻酔を実施してもらい，無痛下で処置を行う

(7) 口腔の健康に関する責任

自己のモチベーション，身体能力，環境の相互作用の結果として，対象者自身が口腔の健康に責任をもつというニーズです．

- 不十分なプラークコントロール
- 子供の口腔清掃に関して親としての管理，対応が不十分
- 自分自身のホームケアが行き届いていない
- 過去2年間，歯科医院で検診を受けていない

---歯科衛生介入例---
- 口腔の健康を維持するためのセルフケア行動を指導する
- 対象者の保健行動の有効性をセルフケアの観点から評価する
- 歯科衛生ケアプランの目標設定に対象者の積極的な参加を促す
- 対象者の選択や意思決定を支援する

(8) 概念化と理解

自分の口腔の健康に関して妥当な判断をするための知識をもつ，というニーズです．

- 対象者に，口腔疾患に関する誤解，知識の過不足などが見受けられる
- 対象者が日常のセルフケアの根拠を理解していない（口腔疾患と細菌性プラーク-宿主の関連性，プラークコントロールの重要性など）

---歯科衛生介入例---
- 口腔疾患の予防と対応に関する根拠を示す
- 病気の進行過程と，日常のセルフケアの効果について説明する
- 対象者の口腔健康に関する知識を確認し，それに応じた指導を行う
- 健康を維持し，自身のヘルスケアへの参加を促す一助として，口腔内や頭頸部の状態の自己評価の方法について指導する

以上のように，歯科衛生ヒューマンニーズ概念モデルの8つのニーズは，計画立案において，それぞれのニーズに対応する介入を考えていくことで，歯科衛生士としての包括的な関わりが可能となります．歯科衛生ヒューマンニーズ概念モデルは，対象者の全身的な健康状態と口腔とを結びつけるものであり，歯科衛生士に，対象者のニーズに関しての思考を促し，意思決定へと導き，ケアの評価を可能とします．

また，歯科衛生士が自らの業務について考える機会を与え，歯科衛生の教育，研究へのアプローチを導きます．

■ QOLに焦点をあてた計画立案を目指す

現在，医療において個人の活動を尊重し，社会参加を制約する要因と直接的に活動を妨げる要因として，病気をみる考えが生まれています．特に高齢者へのケアを考える際，生活の質（QOL）的側面への介入が求められます．歯科衛生士の業務の特性を考えると，QOLやADLの維持・向上を目指したケアが重要となるのは明らかです．

リハビリテーションでは，セルフケアに関わる訓練が対象となり，生活支援のプランが欠かせません．活動状態の評価は，QOLの客観的成分としても重要であり，活動は人間の欲求に関するマズロー理論に対比して，階層性構造を有するものと

Keyword

● ADL
Activities of daily living
　日常生活動作，日常生活活動．
　リハビリテーションや高齢者医療の領域で使用され，日常生活における活動を治療の対象として位置づけている．
　ADLは第3者を介して測定されるのに対して，QOLは対象者の健康度やこれに起因する日常生活機能の対象者の目をとおしての報告となっている

第2章 歯科衛生ケアプロセスの構成要素

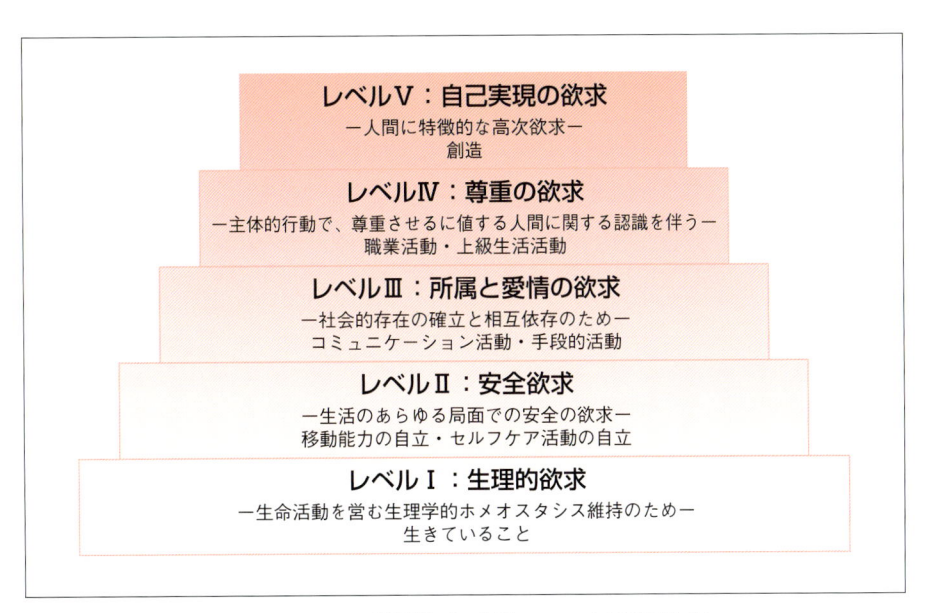

レベルⅤ：自己実現の欲求
―人間に特徴的な高次欲求―
創造

レベルⅣ：尊重の欲求
―主体的行動で、尊重させるに値する人間に関する認識を伴う―
職業活動・上級生活活動

レベルⅢ：所属と愛情の欲求
―社会的存在の確立と相互依存のため―
コミュニケーション活動・手段的活動

レベルⅡ：安全欲求
―生活のあらゆる局面での安全の欲求―
移動能力の自立・セルフケア活動の自立

レベルⅠ：生理的欲求
―生命活動を営む生理学的ホメオスタシス維持のため―
生きていること

図2-17 マズローの理論とADLの階層性（江藤[52]、2004より引用改変）

して理解することができます（図2-17）.

■口腔関連QOLモデル

口腔の健康のQOLに焦点をあてた理論として，**口腔関連QOLモデル**があります．個人や集団の特徴（社会文化的，環境的，経済的）が，健康，疾病，疾病の影響（症状，機能，健康の考え方，QOL）に与える影響について考える枠組みとなります[53]．

口腔関連QOLの歯科衛生モデル[49]（**OHRQL**）は，アメリカ国立歯科衛生研究センターにより組織された研究者，教育者，臨床家が，歯科衛生ケアに応用できるモデルの研究を行った結果，生まれました．生物医学的概念を拡大し，対象者中心の健康関連QOL領域である症状の状態，機能の状態，口腔健康の意識を含めていることが特徴となっています（図2-18）．「疾病の自然史モデル」「ウィルソン，クリアリーの健康関連QOLモデル」「ニューマンシステムモデル（看護学）」に基づいており，次の6つの領域から構成されています：

(1) 健康／発症前疾病　(2) 生物／生理学的疾病　(3) 症状の状態
(4) 機能の状態　(5) 健康概念　(6) 全体的なQOL

このモデルは歯科衛生ケアプロセスの指針として，また，方向性を示すものとしても応用できます．他職種とのチームアプローチのうえでも有用です．

歯科衛生士教育は従来から，生物・心理・社会的視点をもった臨床家の養成を行ってきました．しかし，この部分の教育は必ずしも，卒業後の歯科衛生士の臨

Keyword
●口腔関連QOLモデル
Oral health-related quality of life model
　個人や集団の口腔に関する健康，快適さ，機能の満足レベルは全身の健康を構成する重要な一部であるという考えに基づく

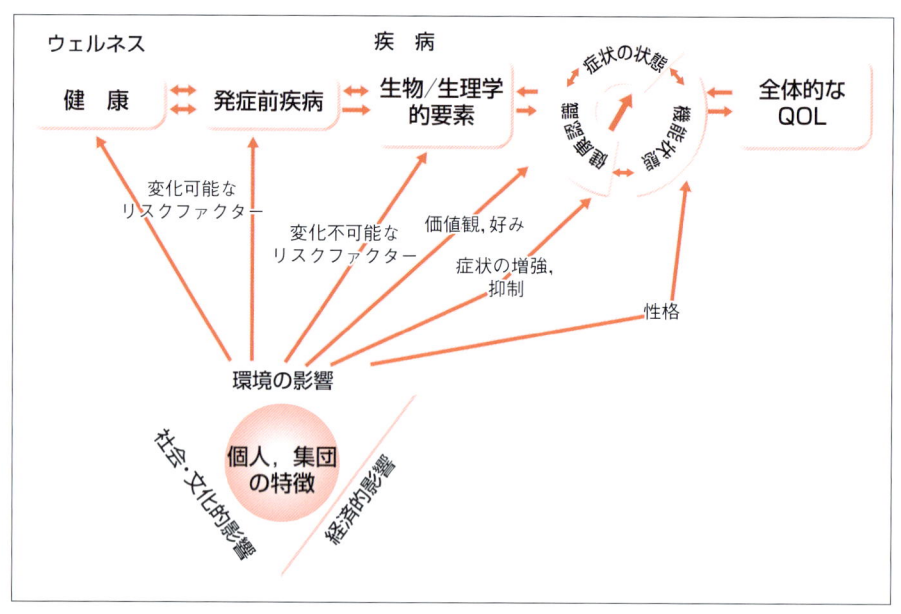

図 2-18 口腔関連 QOL の歯科衛生モデル（OHRQL）[49]

床で活用されているわけではないとする研究もあります．口腔関連 QOL モデルを応用することで，学生や臨床の歯科衛生士は，ヘルスケアに対して生物・心理・社会的なアプローチが行えるようになります．また自らのケアの影響をより広い観点から評価することが可能となります．[54]

口腔関連 QOL モデルは，アメリカ公衆衛生局長報告「オーラルヘルス・イン・アメリカ」[55] や「ヘルシーピープル 2010」[56] にとりあげられ，アメリカにおいて歯科衛生士が，ヘルスケア職種のなかにおける地位を確立する 1 つの根拠となっています．

■口腔関連 QOL の歯科衛生モデル（OHRQL）の応用

アセスメントにおいては，口腔関連 QOL の各領域について情報を集め，解釈・分析していきます．

<アセスメントにおける記載例>

口腔関連 QOL 因子：

- ●「痛み」「口腔の乾燥」について
  - 歯がいつも痛い（下顎左側臼歯部）
  - 口がいつも渇いている気がする
- ●「食事」「咀嚼」について
  - 歯が痛いため，よく噛めず，食事が楽しめない
- ●「社会的機能」
  - 口臭があるため，友人と会話が楽しめない

第 2 章 歯科衛生ケアプロセスの構成要素

表 2-17 口腔関連 QOL の歯科衛生モデルを応用した高齢者施設における歯科衛生介入の例 [49]

口腔関連 QOL 領域	歯科衛生行動（介入）例
健康／発症前疾病	・入所者のスクリーニング，ケア，紹介のための業務基準の作成に関与する ・入所者個人に対応した歯科衛生ケアプランを形成し，全体のケアプランに反映させる
生物／生理学的疾病	・必要に応じて歯周組織に対する処置を行う ・必要に応じて歯科治療の受診を促す ・う蝕活動性を減少させるため，フッ化物の応用を行う ・歯科治療に関する保険のシステムについて説明を行う ・歯科衛生士の高齢者施設での雇用を促進するため行政等への働きかけを行う
症状の状態	・口腔乾燥症や口腔の不快感を有する入所者に対する標準的なケアプランを作成する ・介護者への教育と支援
身体的機能	・対象者への教育と支援 ・機能状態をスクリーニングする ・摂食・嚥下機能を促進する標準的なケアプランを作成する ・専門的口腔ケアを実施し，摂食・嚥下指導の一部を担当する ・必要に応じて補綴治療の紹介を行う
心理社会的機能	・ソーシャルワーカー，看護師，その他のヘルスケア職種と協調する ・入所者のセルフケアを促進するため，他職種と協調する ・家族／介護者への教育を行う

- 「心理的機能」
  - 口の問題のため，気分がひどく落ち込むことが多い
- 「健康認識」
  - 同年代の人と比較して，現在の自分の口腔や全身の健康状態はよくないと感じている
- 「環境，社会文化的，経済的影響」
  - 家族がおらず，収入は低く，遠方のため頻繁な通院が困難

　このように収集された口腔関連 QOL の情報は，一般的なアセスメント情報と統合され，包括的な歯科衛生ケアプランの立案につなげていきます．計画立案においては，各領域に対応する歯科衛生介入を考えていきます（**表 2-17**）．
　従来のモデルには，健康関連 QOL を包括的に取り込んだものは認められないため，健康関連 QOL 領域である「症状の状態」「機能状態」「健康認識」を評価する OHRQL 尺度を開発し，指標として使用する試みも行われています（**表 2-18**）．

51

表2-18 OHRQL 尺度

(宮城高等歯科衛生士学院版，Gadbury-Amyot et al[57]，1999 より引用改変)

質問項目 1.～6. に関しては，「まったくない」＝0，「ほとんどない」＝1，「時々」＝2，「しばしば」＝3，「いつも」＝4 の 5 段階で評価
質問項目 7. に関しては，「よい」＝0，「同程度」＝1，「悪い」＝2 の 3 段階で評価
合計 0～84 点で評価し，合計点が高いほど QOL はよくない

1.「痛み」
 (1) 歯が痛いことがありますか
 (2) 歯ぐきが痛いことがありますか
 (3) 口内炎ができて痛いことがありますか
 (4) あごが痛いことがありますか
 (5) 口やあごの問題で頭痛がすることがありますか

2.「口の乾燥」
 (1) 食事のとき，口が乾燥していると感じますか
 (2) 食事のとき，飲み込みにくいと感じますか
 (3) 水や飲み物を一緒にとらないと飲み込みにくいですか

3.「食事，咀嚼」
 (1) 歯や入れ歯，口の問題のために食事の際，不快感がありますか
 (2) 〃　　　　　　〃　　　　食べ物が噛みづらいことがありますか

4.「会話機能」
 (1) 歯や入れ歯，口の問題のために言葉が発音しにくいことがありますか
 (2) 〃　　　　　　〃　　　　会話が不明瞭で他人が理解しにくいことがありますか

5.「社会的機能」
 (1) 歯や入れ歯，口の問題のために笑うことをためらうことがありますか
 (2) 〃　　　　〃　　　余暇を楽しめないことがありますか
 (3) 〃　　　　〃　　　人と付き合ううえで支障が出ることがありますか
 (4) 〃　　　　〃　　　人とコミュニケーションをとるのが難しいですか

6.「心理的機能」
 (1) 歯や入れ歯，口の問題のために恥ずかしい思いをすることがありますか
 (2) 〃　　　　〃　　　見た目が悪いと感じることがありますか
 (3) 〃　　　　〃　　　気分が落ち込むことがありますか
 (4) 〃　　　　〃　　　いろいろと気をつかい，リラックスできないことがありますか

7.「健康認識」
 (1) 自分の口の状態についてどう感じますか（同年齢の他人と比較して）
 (2) 自分の全身的な健康状態についてどう感じますか（同年齢の他人と比較して）

Keyword

●セルフケア
Self-care
　個人が生活し，生きていくのに必要なあらゆる活動を個人の意志のままに行える能力．それを支えるものとして，その人自身の健康な生活が人生を豊かにすることへの動機づけや意欲を必要とする

■ポイントはセルフケア能力の向上

　歯科衛生ケアプランの立案において特に重要となるのは，対象者の**セルフケア**に対するアプローチです．歯科衛生介入には対象者のセルフケア促進を含める必要があります．セルフケア能力の向上は「健康日本 21」でも対策が必要な事項として取り上げられています．計画立案での意思決定のプロセスに対象者が参加し，「共同治療者」となることは重要です．

第 2 章 歯科衛生ケアプロセスの構成要素

表 2-19 クライエント・セルフケア・コミットメントモデルの応用[50]

領　域	対象者の行動	歯科衛生行動
開　始	・解釈モデルの明示 ・信念や価値観を明らかにする ・主訴を明らかにする	・解釈モデルの明示 ・信念や価値観を明らかにする ・対象者が主訴を明らかにすることを支援する
＊アセスメント ＊歯科衛生診断 ＊計画立案	・セルフケアや疾病の認識について明らかにする ・セルフケア方法と疾病の解釈モデルを言葉に表す	・ベースラインの情報を確認する ・ヒューマンニーズ・アセスメントを完了する ・誠意をもち傾聴し，敬意を払う態度で対象者の参加を促す ・疾病の解釈モデルを言葉に表す
話し合い ＊ケアの実施	・歯科衛生士と共同治療者となる ・解釈モデルにおける相違を明らかにし，解決する ・治療の選択肢について話し合う ・セルフケア行動について話し合う ・リコール間隔について話し合う	・対象者と共同治療者となる ・解釈モデルにおける相違を明らかにし，解決する ・治療の選択肢について話し合う ・セルフケア行動について話し合う ・リコール間隔について話し合う
コミットメント	・自ら選択した目標を設定する ・セルフケア行動を約束する ・リコールに応じる	・協力者，支援者として行動する ・対象者が目標を設定することを支援する ・対象者の選択を受け入れる
評　価 ＊ケアの評価	・セルフケア記録を提供する ・アセスメントの評価 ・話し合いの評価 ・コミットメントの評価	・対象者の記録を確認する ・アセスメントの評価 ・話し合いの評価 ・コミットメントの評価

＊歯科衛生ケアプロセスの構成要素

Keyword

●コミットメント
Commitment
　参加，深く関与すること．態度表明．対象者が自らケアに関わろうとすること

　歯科衛生士の臨床では，より前向きな保健行動のため，対象者の**コミットメント**を改善する方法が求められています．このような介入の指針となるモデルには，**クライエント・セルフケア・コミットメントモデル**があります．このモデルは，対象者の考え方や健康観を理解し，能動的な参加，セルフケア行動の話し合いを促進するような対象者－歯科衛生士の相互関係が，セルフケアを促進するとするものです（**表 2-19**）．

　従来の「生物医学モデル」に基づく対応では，歯科衛生士は対象者に効率よく健康状態について情報提供をすることができます．そして**エンパワーメントモデル**，解釈モデルはヒューマンニーズ概念モデルにおける「概念化と理解」のニーズを満たす方法を提示してくれます．クライエント・セルフケア・コミットメントモデルはこれらのモデルの利点を取り込んだ考え方として提唱されています．

表 2-20 クライエント・セルフケア・コミットメントモデルにおけるセルフケア行動についての質問例[50]

現在のセルフケア行動	・1日何回歯を磨きますか？ ・歯磨きにどれくらいの時間をかけますか？ ・自分では歯磨きはよくやっていると思いますか？ ・歯磨き粉は何を使っていますか？フッ化物が入っていますか？ ・歯と歯の間の清掃は行っていますか？ そのために，どのような器具を使用していますか？ ・ほかにお口のケアをするために何か使っているものがありますか？
セルフケアについての態度，信念	・歯磨きをすると，歯や口の中はどう感じますか？ ・歯磨きについて，嫌なことはありますか？ ・お口のケアについて，誰が一番あなたに影響を与えたと思いますか？ ・歯をこれからもずっと維持したいと思いますか？
コミットメント	・次の予約まで，お口について自分でどのようになっていたいと考えていますか？ ・長期的には，お口について，どのようになりたいと希望していますか？ ・お口の状態を改善するために，どのような事を進んでしたいと考えていますか？ ・何が今日の来院のきっかけになりましたか？
リコールにおけるコンプライアンス	・前回，話し合ったセルフケアは，どの程度実行しましたか？ ・そのセルフケアを継続するうえで，何かさまたげとなったことはありますか？

Keyword
●コンプライアンス
Compliance
応諾，追従．歯科医師あるいは歯科衛生士から受けたアドバイス，指導に対しての対象者の行動

目的は，コミットメントと**コンプライアンス**をとおして対象者が自身の口腔健康を向上させるための意思決定に向けてエンパワーメントすることです．このモデルはまだ十分な検証はなされていませんが，最近，スウェーデンの歯科衛生士がこのモデルを歯周病の対象者のケアに応用し，成果を得たとする研究報告がありました[58]．診療室における具体的な応用としては，セルフケア行動についての質問票を使用し，対象者と良好なコミュニケーションを図り，歯科衛生ケアプロセスをとおして対象者の支援を考えることが挙げられます（表 2-20）．

今後，口腔健康への対象者の積極的な参加を促すような対象者／歯科衛生士の相互関係の詳細については，さらに研究が必要です．

■対象者の文化的背景への配慮が大切

国際化社会のなかで，歯科衛生士は異なる文化的背景をもつ対象者について理解し，配慮した歯科衛生ケアプランを立案する必要があります[59]．

多くの人種で社会が構成されているアメリカでは，ヘルシーピープル 2010 の

第2章 歯科衛生ケアプロセスの構成要素

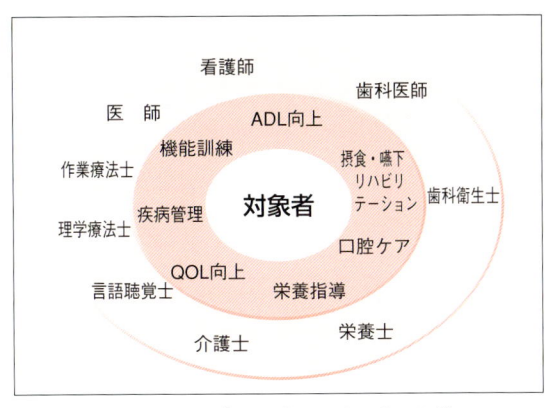

図 2-19 トランスディシプリナリーチーム[61]
対象者のニーズ中心の考え方

Keyword

● 異文化歯科衛生
Cross-cultural dental hygiene
　対象者の社会文化的背景を歯科衛生ケアプロセスに効果的に取り入れること[11]

なかで，異なる言語，文化，ヘルスケアの信念に対応するケアの重要性が取り上げられています．また，アメリカ歯科衛生士会倫理規定[60]には，文化のちがいを超えた歯科衛生ケアを提供する必要性が述べられています．口腔関連QOLモデルを歯科衛生士の教育に取り入れることにより，対象者の文化的要素への配慮を促すような教育も行われています[54]．

　わが国においても歯科衛生士はバックグラウンドが異なる対象者に対し効果的で最良のヘルスケアを提供するために，価値観や信念，慣習，宗教，言語などの文化的相違に敏感でなければなりません．

■ヘルスケアチームにおける歯科衛生士の役割を考えていく

　歯科衛生士の業務は歯科診療所にとどまらず，病院，施設，在宅などの場面で，他職種と協働して対象者に支援を行うことが求められています（図2-19）．そのた

COLUMN　　エンパワーメントモデル　Empowerment model

　ヘルスプロモーションと同様の基本理念をもつ概念として近年アメリカを中心に地域・精神保健，福祉，看護などの領域で注目されている概念です．エンパワーメントモデルにおけるパワーとは自らの生活を決定する要因を統御する能力を指します．このパワーが欠如したパワーレスな状態が健康に対する危険因子であり，エンパワーメントとは，人々が自分たちの生活への統御感を獲得し，組織的，社会的構造に影響を与える過程とされています．

　エンパワーメントモデルにおける歯科衛生士の役割は，対象者が本来持ち合わせている資質，特性，能力などを発見し，支援し，対象者に存在する力を強化することです．セルフケア教育のおもな目的は，対象者が自らのヘルスケアに関してよく考えて意思決定をするための支援をすることにあります．

めには，対象者を中心に考えることが大切です．歯科衛生ケアプロセスにおいて，アセスメント情報を処理し，歯科衛生診断を行う診断的プロセスが基盤となります．歯科衛生診断により，専門職としての責任範囲，視点を明確に提示することができます．歯科衛生診断が導く計画立案のなかで理論の応用も行い，根拠ある歯科衛生ケアを実施し，歯科衛生士の専門性について他職種に理解を促す努力が必要です．

　歯科衛生士の専門性をさらに高めてチームアプローチに対応しようとする考え方もあります．日本歯周病学会認定歯科衛生士制度がその一例で，認定歯科衛生士は歯周病専門医などと効果的に歯周病の予防，治療に参加することが期待されています．また，口腔機能のコーディネーターとして他職種との連携をもって活躍できる，高度な教育を受けた歯科衛生士を育成する提言もなされています[62]．

II．歯科衛生ケアプラン

Keyword
●歯科衛生ケアプラン
Dental hygiene care plan
全体の治療計画の枠組みのなかで，歯科衛生士が行う業務の計画[10]

■歯科衛生ケアプランの構成

　それでは具体的に，**歯科衛生ケアプラン**の記述について解説していきます．

　歯科衛生ケアプランは，（1）**目標**（2）**歯科衛生介入**（3）**期待される結果**で構成されます．だれが，何を，いつ，どこで，どのように，どれくらいの頻度で行うかを明らかにします．次に，歯科衛生ケアプランに沿って歯科衛生ケアを実施するためのアポイントメント計画を作成します（図 2-20）．

COLUMN　　インターディシプリナリー　Interdisciplinary
　　　　　　トランスディシプリナリー　Transdisciplinary

　従来の考え方であるインターディシプリナリーチームでは，メンバーそれぞれが対象者をアセスメントし，それぞれの目標を立てて対象者と関わるといった，単に，情報を共有するという意味のチームでした．しかし，このチームでは常に多種の専門職を構成員として有する必要があり，それなしには十分機能することができません．現実の臨床においては専門職の理想的な組み合わせを得られない場合が大半です．

　新しい考え方として，トランスディシプリナリーなアプローチがあります．トランスディシプリナリーチームでは専門職種がもつ共有部分を大きくして専門知識や技術を分かち合い，その場のメンバーで現場のニーズを満たすために役割を柔軟に変えていきます．その前提として，対象者のニーズを重視する姿勢，役割に対する柔軟な考え方，コミュニケーション技術，基本的知識と技術水準の高さが必要となります．ただし，共有部分では対応しきれない場合には，やはりそれぞれの職種の専門性を生かした介入が重要となります．

第 2 章　歯科衛生ケアプロセスの構成要素

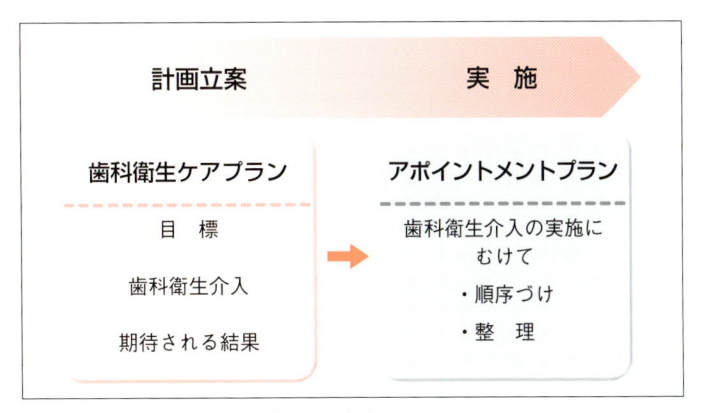

図 2-20　歯科衛生ケアプランの立案

表 2-21　歯科衛生診断のタイプと目標

診断のタイプ	診断に対する目標
「実在」 原因があり，それによる症状・徴候が現れている	その状態・問題が消失する，あるいは軽減する
「リスク」（潜在的） 原因があるが，症状・徴候は現れていない	その状態・問題が起こらない
「可能性」 原因はあると思われるが，確定できていない	その状態・問題が起こるかもしれないので，情報を収集し，関与因子を確定する

(1) 目　標

目標は，ケアの全体的な理由を明らかにするものです．**目標は問題・状態に対して設定**します．

それぞれの歯科衛生診断について，1つ以上の目標を立てます．優先順位を設定するうえで重要となるのは，①「実在」する歯科衛生診断　②対象者にとっての緊急性　③より多くの診断を統合した診断（1つの診断における問題を解決することでより多くの問題が解決される）などです（**表 2-21**）．

(2) 歯科衛生介入

歯科衛生士が対象者のニーズに対応するための行動であり，歯科衛生診断で明らかにされた病因を除去あるいは変化させることをねらいます．

「ある原因によりある問題が起こる」そして「その問題があることが，特定の徴候により証明される」という関係を理解してください．診断されている対象者の歯科衛生上の問題は，病因（原因，寄与因子）を取り除くことで解消あるいは緩和されます．**介入は病因に対して設定**し，必要な処置，行動変容のための指導を考えます（**図 2-21**）．主語は歯科衛生士となります．

歯科衛生介入は，歯科衛生士が行う処置や指導だけではなく，対象者やその家族とコミュニケーションをとることや，必要な介入について，他のヘルスケア専門職に紹介することも含まれます．歯科衛生介入は，チームアプローチのなかで，

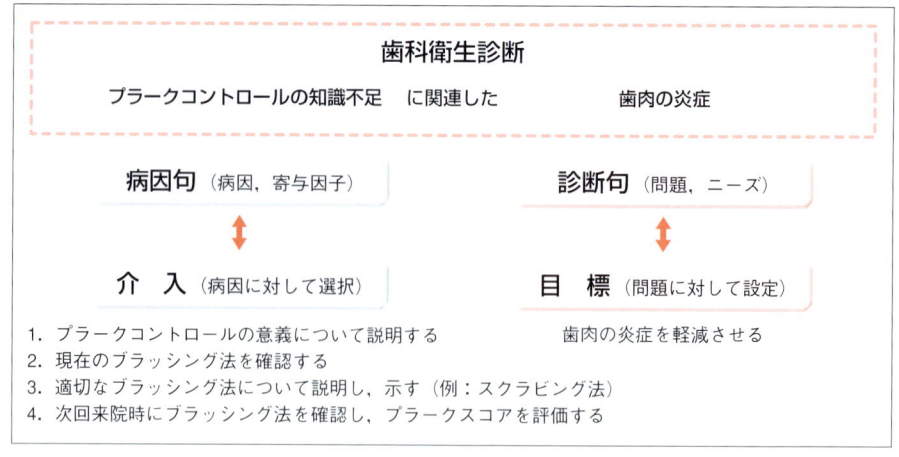

```
┌─────────────────────────────────────────────────────────────┐
│                        歯科衛生診断                          │
│     プラークコントロールの知識不足　に関連した　　歯肉の炎症 │
└─────────────────────────────────────────────────────────────┘
       病因句（病因，寄与因子）              診断句（問題，ニーズ）
                ↕                                     ↕
       介　入（病因に対して選択）            目　標（問題に対して設定）

  1. プラークコントロールの意義について説明する    歯肉の炎症を軽減させる
  2. 現在のブラッシング法を確認する
  3. 適切なブラッシング法について説明し，示す（例：スクラビング法）
  4. 次回来院時にブラッシング法を確認し，プラークスコアを評価する
```

図 2-21　歯科衛生ケアプランにおける「目標」「歯科衛生介入」と歯科衛生診断との関係
（Mueller-Joseph L, Petersen M[6]，1995 より引用改変）
歯科衛生診断の「問題・状態」に対して「目標」を設定し，「病因」に対して「歯科衛生介入」を設定する．歯科衛生介入を実施することにより，目標の達成を目指す．

歯科医師をはじめ，他のヘルスケア専門職との協働に配慮して設定します．

（3）期待される結果

歯科衛生診断によって明らかになった問題・状態が，歯科衛生介入によって改善あるいは除去されたときの対象者の状態を正確に，具体的な表現で記述します．

歯科衛生介入がどのような結果をもたらすかを推察する**歯科衛生予後**の判定を行い，「期待される結果」を考えていきます．予後を判定するにはさまざまな科学的知識に加えて，経験も必要となります．

明確な「期待される結果」は，対象者と歯科衛生士間，また，職種間でのコミュニケーションを促進し，質の高いケアの継続性につながります．

■期待される結果の記述

「期待される結果」の内容は，次のような要件を満たす必要があります．

- 対象者主体
- 明確で，正確
- 観察可能で，測定可能
- タイムリミットがある
- 現実的
- 対象者と歯科衛生士が一緒に決定

具体的には，**主語**，**行動動詞**，**状況・基準**，**時間設定**で構成されます（表2-22）．

表 2-22 「期待される結果」の記述のガイドライン

「期待される結果」の記述内容				
主語	行動	状況	基準	時間設定（タイムリミット）
対象者	何をするのか？	どの状況でそれを行うのか？	それを成し遂げたことをどのように知るのか？それは，どの程度なされなければならないか？（到達度の評価方法も具体的に記載することが望ましい）	いつまでに行うのか？いつ評価するのか？
例：「目標」：ブラッシングの習慣の確立				
新藤さん	ブラッシングを行う	スクラビング法を使用して，毎食後		まず3日間継続して

対象者は「学習」の状態にあると考えられますので，適切な「期待される結果」の設定には学習理論の理解も必要となります．

(1) 主　語

まず，主語である名詞が必要で，対象者，対象者の体の一部，対象者の特徴や性質がこれに相当します．

例：新藤さん，プラーク，着色，炎症

(2) 行動動詞

対象者が何をするかの説明を行います．学習理論の3つの領域を考慮して，行動動詞を選択します（**表 2-23**）．

- 認知（知識）：事実の収集に始まる知的な過程，評価と意思決定に終わる
- 精神運動（技術）：手技的スキルや体の動きの能力．視覚的，感覚的な判別の能力も含まれる
- 情意（態度）：価値観，信念，感情，コンプライアンス

COLUMN　歯科衛生予後 Dental hygiene prognosis

「予後」とは，予測される結果や到達点の見とおしを立てることです．「歯科衛生予後」の判定とは，対象者に計画した歯科衛生介入を実施した場合の結果を予測することです．判定には，次の要素を考慮します[10]．

(1) 対象者の現在の状態に関するアセスメント情報
(2) リスク因子
(3) セルフケアや予防に対するコミットメント
(4) 問題を改善する可能性のある介入
(5) 文献からの情報

表2-23 「期待される結果」に使用される行動動詞の例

認 知（知識）	精神運動（技術）	情 意（態度）
思い出す	示す	聴く
見分ける	練習する	選択する
挙げる	行う	比較する
説明する	測定する	参加する
表現する	使用する	取り入れる
計画する	調べる	協調する
述べる	触れる	相談する

（3）状況・基準

何を，いつ，どのように，どこで，について記述します．対象者がその行動をどの程度行うのかについて具体的に述べます．基準を示すことにより，「期待される結果」の評価が可能となります．

例：頻　度— デンタルフロスを毎日1回，1週間使用する
　　量，質— 2週間でプラークスコアを50％減少させる
　　正確さ— う蝕を誘発しやすい食品を100％の精度で明らかにできる

（4）時間設定

「期待される結果」の評価を行うタイムフレーム（タイムリミット）を設定します．これは歯科衛生介入により対象者に変化が現実的に起こりうる目標時間であり，将来のアポイントメントも左右されます．

対象者が一定の時間内である程度のレベルまで行動を変化させるモチベーションにもなります．時間設定が可能な場合には，それを明確に示すことで，行動の実施が現実味をおびてきます．皆さんも貯金をしたり，勉強をしたりする際に，「いつまでにやるのか」ということがあいまいになっていると，なかなか目標に到達しないことを実感として理解できると思います．

表2-24に，歯科衛生ケアプランの記載例を，それに伴うアポイントメント計画例を表2-25に示します．

■歯科衛生ケアプランは歯科衛生士の臨床の基本

現在，超高齢社会を迎え，「口腔ケア」に関心が集まっていますが，ここまで読んで，「口腔ケアプランという言葉は聞いたことがあるけれど，歯科衛生ケアプランとどうちがうのだろう？」と疑問に感じる方もいるかもしれません．

歯科衛生ケアプランは，**専門的口腔ケア**にとどまらず，対象者を中心にとらえ，歯科衛生士が行うすべてのケアに焦点をあてています．歯科診療室では歯科医師の全体的な治療計画の一部として協調をとり，訪問歯科保健指導，介護予防サービスなどの場では，他職種との連携も重視した，いわゆる「口腔ケアプラン」を

> **Keyword**
> ●「期待される結果」と評価方法
> 　「期待される結果」を記載する際には，設定した基準に対し，どこまで到達したかを明らかにするための評価方法を具体的に示すことが必要
> 　通常，その評価は，「問題・状態」の「症状・徴候」の変化をみることで可能となる

表2-24 歯科衛生ケアプランの例
　　　　歯科治療を含む全体的な治療計画と協調する歯科衛生ケアプランを立案する．

7歳，女児．初診時のアセスメント後，歯科衛生士は下記の歯科衛生診断を行いました

（歯科衛生診断文）
1．不十分なプラークコントロールに関連した臼歯頰側歯質の脱灰
2．深い小窩裂溝の存在に関連したう蝕のリスク

（歯科衛生ケアプラン）
歯科衛生診断1
↓
目標1 歯質の脱灰の進行を防ぐ
歯科衛生介入
　（1）プラークの為害性，特に幼若永久歯への影響について本人，保護者に説明する
　（2）正しいプラークコントロール方法を本人，および保護者に指導する
　（3）フッ化物含有歯磨剤の使用について指導し，フッ化物の局所応用を行う
　（4）脱灰部分の再評価を行い（1カ月後），歯科医師と協議する
期待される結果
　（1）プラークの為害性，プラークコントロールの意義について説明できる（次回来院時まで）
　（2）本人は，朝，晩，食後にブラッシングを行い，保護者は毎晩，就寝前に後磨きを行い，来院時の染め出しで，第1大臼歯にプラーク付着が認められない（2週間）
　（3）後磨き時に，フッ化ナトリウム含有の歯磨剤を使用する（毎晩，2週間）

歯科衛生診断2
↓
目標2 大臼歯の小窩裂溝のカリエスリスクを軽減する
歯科衛生介入
　（1）大臼歯の咬合面の解剖学的特徴とプラークの関係について説明する
　（2）シーラントについて説明し，保護者の希望を確認後，応用する
　（3）処置後の管理と，定期検診の重要性について説明する
期待される結果
　（1）大臼歯咬合面の特徴とう蝕について基本的事項を説明できる（次回来院時まで）
　（2）シーラント部位に適切なブラッシングが行える（1カ月間）

COLUMN　専門的口腔ケア Professional oral health care

　口腔ケアの定義にはさまざまなものがあります．日本歯科衛生士会の定義[63]によると，歯科衛生士が行う「専門的口腔ケア」とは，口腔領域における疾患の予防，機能の維持・回復，ひいては健康と生活の質の向上のため，口腔保健や歯科医学の理論・知識に基づき，歯科保健医療の専門職が行う，口腔保健指導，専門的口腔清掃，口腔機能の維持・回復のための指導，歯科口腔領域の介護援助等の技術のことです．
　専門的口腔ケアは，器質的ケア（専門的口腔清掃を目的としたケア）と機能的ケア（口腔機能維持・回復を目的としたケア）とに分けられます．

表2-25　アポイントメントプランの例
　　　　歯科衛生ケアプランについて歯科医師と協議を行い，歯科衛生アポイントメントプランを考える．

第1回目（60分）
（1）シェーマを用いて，プラーク中の細菌，その為害性を説明する
（2）大臼歯の脱灰部分を保護者，本人にみてもらい，その意味について説明する
（3）大臼歯の小窩裂溝のプラーク沈着状態を保護者，本人にみてもらい，その意味について説明する
（4）プラークスコアの評価を行う
（5）現在のホームケアの状況について確認し，評価する
（6）本人，保護者に歯科衛生ケアプランを説明し，話し合う
（7）ケアプランに基づき，適切なブラッシング方法を本人に指導し，保護者には後磨きの重要性と，具体的方法を提示する
（8）術者磨きを行い，残存しているプラークを除去する
（9）フッ化物含有歯磨剤の使用について説明する

第2回目（2週間後，40分）
（1）保護者，本人にホームケアの状況について確認する
（2）プラークコントロールの理解度を確認する
（3）プラークスコア，脱灰部分の再評価を行う
（4）残存しているプラークを除去する
（5）シーラントについて再度説明し，同意を得て，処置を行う
（6）フッ化物の応用を行う
（7）カリエスリスクの検査法について説明する
（8）次回までのホームケアについて確認する
（9）1カ月後にリコール（再評価の結果により異なる）

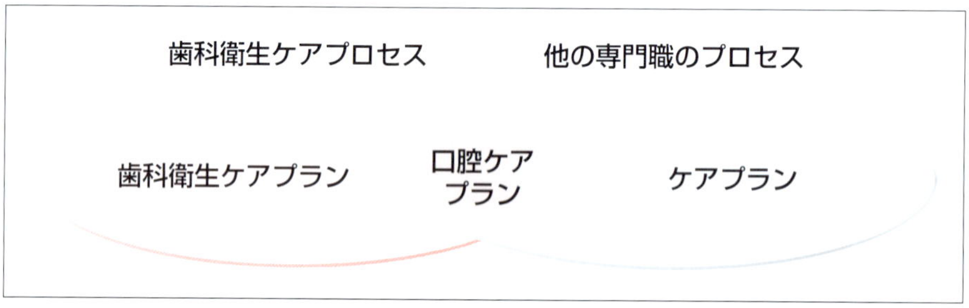

図2-22　歯科衛生ケアプランの概念
歯科衛生ケアプランは，専門的口腔ケアにとどまらず，歯科衛生臨床すべての基本であり，歯科衛生士の専門性を反映するものである．

作成します（図2-22）．
　業務に応じてケアプランの形式はさまざまですが，歯科衛生士の作成するケアプランは理論，概念に基づく科学的なものである必要性があります．ある介入について「なぜ，その処置，指導を行うのか？」と問われたら，的確に答えられることが必要で，それは，対象者ならびに他のヘルスケア職種にその歯科衛生ケアの根拠を示すことになります．歯科衛生士の専門性に焦点をあてた歯科衛生ケアプ

ランの考え方を基本として，臨床の現場で要求されるさまざまなケアプランやプログラム策定に反映させていくことにより，対象者中心の根拠あるケアにつながるのです．

　ケアを実施するための歯科衛生診断と計画立案は，容易ではありませんが，究極的には実りの多い業務であると考えられます．このプロセスのなかで，歯科衛生士は対象者の人生に触れ，そのケアは口腔の健康，ひいては全身の健康に影響を与えるからです．

計画立案のまとめ

■計画立案は対象者を中心に考える
■疫学や予防の知識，保健行動や歯科衛生理論を理解して応用する
■歯科衛生ケアプランは「目標」「歯科衛生介入」「期待される結果」から構成される

COLUMN　歯科衛生ケアプランの科学性

　歯科衛生診断がどのようにケアプランを導くかについては，とても大切な部分ですので，図2-21をよく参照し，理解してください．

　ここでは再度，詳しくみていきましょう．

　まず，ごく簡単な「ブラッシング方法の知識不足に関連したプラークの沈着」という診断文を例に，ケアプランを立案してみます．

1. 問題は何か？→　この場合，「プラークの沈着」が問題（診断句）です．
2. ケアプランの目標は？→　目標は，問題に対して設定します．
　よって，「プラーク沈着の減少」となります．
3. 歯科衛生介入は？→　介入は，病因（原因）に対して設定します．
　この場合，「知識不足」が病因（病因句）ですので，問題解決のためには，知識不足に対するアプローチが必要になります．これには，プラークについての基礎知識を確認し，必要な説明をすることが最も重要です．もちろん，対象者に合ったブラッシング方法の指導も行います．もし，プラークの沈着により炎症があり，不快症状があれば，プラークそのものへの対応が優先されますが，これだけでは歯科衛生上の問題である知識不足は根本的には解決しません．もっとも，炎症が重要な問題であれば，それに対する歯科衛生診断を形成し，その優先順位が高くなります．

　このように，歯科衛生診断で問題とその原因を明確にし，問題に対し目標を，原因に対し介入を考えていくところに，計画立案における科学性があります．

4. 実 施

行動目標
1) 歯科衛生ケアプランについて対象者と効果的にコミュニケーションをとる
2) 対象者のセルフケアの支援について考察する
3) 実施の流れを説明する
4) 実施の記録様式について説明する

Keyword
● 実施
Implementation

　歯科衛生ケアプランに基づき，いよいよ歯科衛生介入を実施していきます．ここでは，そのための準備と，実施の考え方，方法について述べていき，最後に実施後の記録について解説します．

■実施の前準備

　計画立案には対象者の参加が重要であることは述べましたが，実施前に再度，確認することが必要です．実施前に十分なコミュニケーションをとることにより，対象者の不安を取り除き，信頼関係が築かれ，歯科衛生ケアが成功する確率を高めます．

　ケアの実施前のコミュニケーションは，コンサルテーション，インフォームドコンセントなどとよばれる場合もありますが，いずれにしても歯科衛生ケアプランについて対象者に説明をし，これから実施する歯科衛生介入について下記のようなポイントに気をつけて，理解を確認し同意を得ることが必要です．

(1) 対象者の問題についてわかりやすい言葉で説明する

　アセスメントから計画立案における関わりのなかで，対象者が歯科治療や歯科衛生に関してどの程度の理解があるかが把握されていると思います．個人に応じたわかりやすい言葉，表現を用いて説明します．対象者の問題点について話すときは，いままでの生活習慣に関わることであれば，批判的な発言にならないように心がけます．この際に，言葉の意味が理解できているか，内容が正しく伝わっているかどうかの確認が必要です．1つ理解できない言葉を聞いたり，気になったことがあると，その時点で思考力が止まってしまい歯科衛生士の説明を聴いているようで聞いていないことが生じてしまいます．そのため説明している途中でも対象者の非言語メッセージを観察し，理解していないような表情や反応を見逃さないことです．歯科衛生士が説明することにだけ意識を集中していると，インフォームドコンセントがとれなくなります．

　対象者がセルフケアに関する情報を理解し，行動に移してもらうためには，対象者にとって具体的で価値があり，行う方法が理解されている必要があります．そのためには歯科衛生士は，目的をはっきり提示し，対象者にどのようにしてほしいのかを明確にしておきます．

（2）歯科衛生ケアプランについてよく説明する

　歯科衛生ケアプランおける歯科衛生介入は1回で終了するとは限りません．実施の流れや回数などについて，計画立案時に十分にコミュニケーションがとれていたとしても，再度の説明と確認が必要です．

　実施する歯科衛生介入について説明する場合，プラス面とマイナス面，費用や時間についても確認します．たとえば，健康な歯周組織を取り戻すために行ったスケーリングやルートプレーニングの術後に，冷水に対する知覚過敏が生じたり，適切なブラッシングを行っても歯肉退縮が起き，歯間部に空隙が生じることがあります．「一時的には不快症状が出現しますが，長期的にはよい状態になります」というように予測できる不快症状や長期的な展望についても，術前に説明し，十分なインフォームドコンセントを得ておく必要があります．対象者が自分のこととして十分に理解し予測がつくようにします．

　説明するときには言葉も重要ですが，視覚情報を用いることで効率的に理解も深まります．症例の写真や記録をプライバシーに配慮したうえで提示したり，適切な図説を用いることも理解を深める手段になります．実習の課題などで作製した説明用媒体を利用することも効果的です．そのためにも媒体作製において，対象者のニーズに対応できるもの，理解しやすいもの，興味深いものなど工夫することが重要です．

（3）他の選択肢も説明する

　歯科衛生ケアプランが術者からみて最良に思えても，実施の段階で対象者のニーズに合致していない場合もあります．ケアプランに示した介入以外の方法を示し，対象者にも意思決定に参加してもらいます．また，保健行動理論の応用として多属性効用理論（Appendix ①参照）を用い客観的にケアプランの適否を確認することで対象者のニーズにあったものであるかがわかります．常に対象者と会話をし，コミュニケーションをしていること自体も大切な歯科衛生ケアの実施と考えられます．

（4）アセスメント情報の確認をする

　身体面に加えて，心理・社会・行動面のアセスメントは，実施の段階でも継続して行い，必要に応じて歯科衛生診断や歯科衛生ケアプランにおける「目標」，「期待される結果」に修正を加えていくことが大切です．アセスメントでは，情報収集のよし悪しにより，そのデータ量，質に違いがでます．歯科衛生診断やケアプランに直接関係のない情報を多く集めても意味がありません．必要性があり妥当性のあるものでなければなりません．これから行われるケアについて，どのような期待をもっているのか再確認をし，不安などの感情はないか対象者の反応の確認をします．

（5）目標設定の確認をする

　実際に目標は，実現可能なことであるか常に検討します．「期待される結果」が，

表 2-26 時間設定と「期待される結果」
「期待される結果」に無理がないか，実施の段階で対象者と確認する．

時間設定	期待される結果
短　期	1日に1回は，5分以上歯磨きをする
中　期	2カ月でPCRが30％以下になる
長　期	6カ月以内に歯肉からの出血がなくなり，健康管理を継続的に行う

対象者自身が到達できそうにない，無理であると思えるような内容であれば，行動しようとする意欲を失わせてしまいます（**表 2-26**）．対象者と「期待される結果」を確認するときは，効果的で手技的にも簡単なことから，少しずつ難しい内容になっているかみていきます．

習慣行動を期待する口腔清掃指導や食事管理など，日々継続の必要なものにおいて重要となるのは，対象者の生活状況を理解し，**スモールステップ**でできそうな目標を，一緒に考え提示することです．セルフケアが保たれるように支援することで，対象者の**自己効力感**を高めます．

実施される内容に対し，対象者の理解が深まっていないと判断されたときは，「目標」「期待される結果」に応じた知識情報を再度提供します．知識情報は，対象者が知りたい情報と保健行動に最低限必要な情報に分けられます．対象者のニーズをコミュニケーション情報から確認し，歯科衛生士として対象者が知っておく必要のあるものを見極め，わかりやすく伝える必要があります．一度にあまり多くの情報を提供しても理解してもらうことは難しいので，よく吟味して「期待される結果」のステップごとに口頭で説明，もしくはリーフレットなどを作製し書面でわたすことも考えます．

（6）継続的な保健行動を支援する（図 2-23）

①技術指導では歯科衛生士が実践してみせます

技術指導の際に，自分ができないことを対象者に教えることはできません．ブ

Keyword

●**自己効力感**
Self-efficacy
ある目標を達成するために手順を組み立て，それを実行できる能力を自分がもっていると思えること

COLUMN　スモールステップ Small step

目標となる行動を獲得するために，そこに至る過程をできるだけ小さいステップに分けて，一つひとつを無理なくきちんとこなしていくという原理です．

初めてのこと，難しいことに取り組むときに有効な考え方です．

たとえば，口腔清掃指導の際に，まずは前歯の歯肉縁へのブラッシングから始め，対象者が取り組みやすい内容に絞ります．そして段階的に他の部位へと進めていきます．デンタルフロスや歯間ブラシなどの補助的で難しいものは，状況をみて，徐々に取り入れていきます．

ステップごとに前向きの言葉で支援し，対象者に達成感をもってもらうことが大切です．

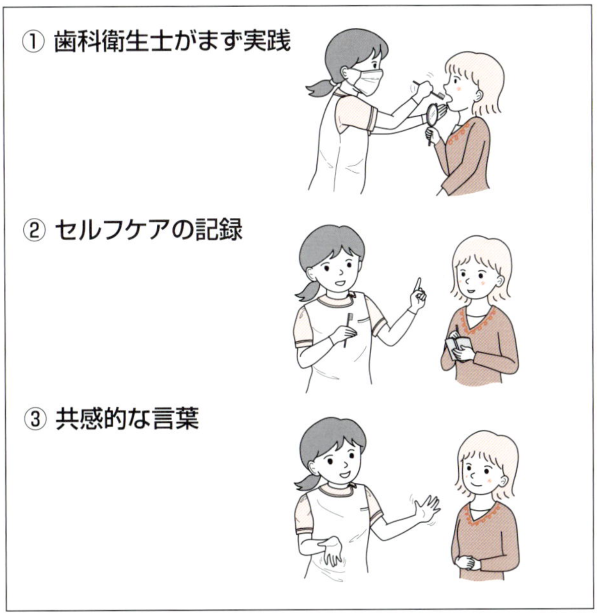

図 2-23 支援のために心がけること

ラッシングにおける毛先の歯面や歯肉に対する当て方や操作法，フロスの使用法など，歯科衛生士自身が正しくできているか，スタッフ間あるいは歯科医師から評価を受けておく必要があります．実際の指導では，歯科衛生士も操作法を模型なども使用して実践してみせます．また，体験型学習として，対象者の口腔内でブラッシングの接触圧やストロークを実体験してもらうために，手をとって一緒に動かし，毛先の触れた感覚を教えることも必要です．

　技術指導は，目標をスモールステップで設定しても，1回の指導で技術を習得できる人は稀です．指導は，対象者が実行し感じたことのフィードバックを受けながら繰り返して行います．

　②セルフケアの記録は自信の強化につながります

　行動変容の結果（習慣の変容）はすぐに眼に見えて表れるとは限らないので，歯肉の変化の過程について，対象者に説明しておく必要があります．記録をつけることは，対象者がどの程度実行しているのか，自己評価が可能となり，自信にもつながります．歯科衛生士も状況を把握できます．しかし，それがプレッシャーになると動機を抑制してしまうことがあるので，簡便なやり方を対象者と考える必要があります．

　③共感的な支援の言葉を考えておきます

　対象者の行動が変容し，効果が出てきたときは一緒に喜びを分かち合うことが大切です．「よかったですね，私もうれしいです」と言葉に出すことを心がけます．恥ずかしいと思う人は，あらかじめ鏡の前で共感的な態度ができているか練習し

ておきます．

　また，仕事や学業などで中断したり，できない日もあることは想定できます．あらかじめ対象者に対する支援の言葉を考え用意しておくことも準備に含まれます．

■学習理論の応用

　歯科衛生士が処置・指導を実施するうえでは，歯科衛生に関するさまざまな知識，それを実施につなげる確かな技術，対象者に対する配慮や思いやりの態度が要求されます．

　態度は，経験や学習から作り上げられるので，形成されると長期的に安定して保てるものです．よい職業であると考え（認知成分），仕事が好き（感情成分）な歯科衛生士は，ポジティブな態度で仕事ができます．歯科衛生介入を実施するときは，対象者に対して自分が好きなこと，楽しいと思うことを伝えていくという気持ちで，いつも前向きに取り組むことが大切です．

　しかし，最も困難となるのは，対象者の参加，協力がより要求される指導の部分です．歯科衛生士が指導内容を授業で習い，教科書を読み納得していたとしても，対象者との関わりは実際の現場で習得していくものです．ベテランになれば経験知は増え対処が上手になりますが，経験の浅い歯科衛生士には，学習理論が役に立ちます．実施の段階における応用[6]については，次のようなことを理解しておきましょう．

（1）学習には認知が必要

　学習という現象が起こるためには，学習者が，その状況や物事の重要性や必要性を認識しなければなりません．対象者は，口腔内の自覚症状（歯肉から出血する，口臭があるなど）や歯科衛生士が行ったアセスメント結果などの客観的情報により，学習に対する達成動機（健康な歯肉を取り戻すなど）が高まることで効果的に学習することができます．

（2）何をどれくらい吸収できるかは，人により異なる

　個人により学習には差があるので，ある人に理解できるような説明であっても，他の人に理解できるとは限りません．たとえ歯科衛生士が対象者のためになると考えても，一度に多くの情報を与えすぎることは，逆に対象者の学習意欲を減退することにもつながります．集中して指導するのではなく，対象者の学習能力を見極め，必要な事柄を分割し，学習時間の間隔をとる分散学習として考えるほうがよいと思われます．また，反復学習とし繰り返し指導することも必要です．

（3）学習者の環境によって，学習程度が影響を受ける

　環境は学習に大きな影響を与えます．デンタルチェアに座ると，不安感から十分な学習能力が発揮できない人もいるでしょう．その場合，場所を変えるか，あらかじめ自宅で説明資料を読んできてもらうことも必要になります．対象者のプライバシーを確保するような個室やパーテーションによる仕切りのような物理的条

件も重要になります．部屋の明るさ，診療機器類や戸外の音，窓外の景色などの環境条件によっても心理的にネガティブな影響を与え学習意欲が減退することがあるので，考慮するように心がけます．

（4）学習者の意思によって，学習そのものが影響を受ける

満たされないニーズがある場合，人はそれを満たそうとします．学習には，学習者の動機づけの要因が重要になります．生理的欲求（ご飯をおいしく食べたいなど）の満足のために学習すること（生理的動機づけ）や自分の目標を成し遂げたいという達成動機を高める必要があります．

（5）学習者のモチベーションが，何を学習するかに影響を与える

成功，プライド，自己実現など，その人の内面にあるものに加えて，報酬など外から与えられるモチベーションが学習につながります．報酬などの外的な目的で学習することは外発的動機づけとよばれます．しかし，報酬がなくなると学習意欲が失われやすくなります．内的な動機を高めるには，「自分はできる」「自分のことを認める」など自己効力感を高めることが重要です（Appendix ①参照）．対象者が自ら行おうとする意欲を高められるような目標（歯肉が良くなると自信になり，会話が楽しくできるなど）をもち，自ら問題点に気づき，生活習慣を改めるような動機づけが行われなければなりません．

（6）好ましい行動の強化が，他の状況でその行動が再度行われる可能性を強める

自己成長や能力の向上には，自分が行った課題に対し，十分な達成感を得られることが重要です．しかし，目標が達成されていない場合でも特定の好ましい行動に対し，前向きに評価することが，行動の強化につながります．

COLUMN　学習理論からみた身近な行動

高校時代にあまり行われていなかった昼食後の歯磨きを，歯科衛生士校ではほぼ全員が行っています．これは，歯科衛生の知識向上や，歯磨きコーナーなどの環境整備が要因とも考えられます．しかし，入学後，比較的早くから行われるようになるため，この歯磨き行動には，グループ・ダイナミックス[64]（集団力学）といわれる心理的な力がはたらいていると考えることができます．グループ・ダイナミックスでは，人は孤立した存在ではなく，情報処理をするときに，その社会に住む人々と相互に影響しあっているとしています．

グループ・ダイナミックスを用いて行動変容を支援する際には，集団での安全な関係のなかで，主体的に参加できれば効果的であるとされています．否定的な意見や危険な状況のなかでは成りたちません．

この例では，先輩や同級生がやっているのをみて，歯磨き行動が始められたと思われ，これは，モデリングとよばれる観察学習と考えられます．

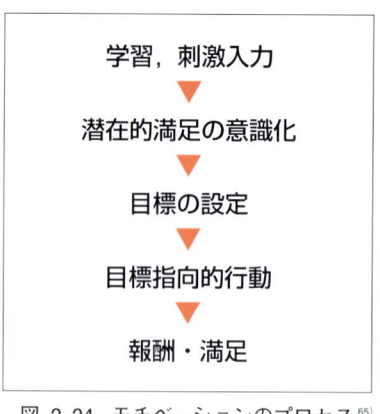

図 2-24 モチベーションのプロセス[65]

(7) 練習が学習における効果と効率を決定づける

次のアポイントメントまでの間を練習期間とし，評価を行うことにより，学習が促進され，モチベーションを失うことを防ぎます．学習の主体は対象者であり，そのモチベーションであるとの認識をもって，歯科衛生士が支援する形で関わることです（図 2-24）．

■コンプライアンス行動とセルフケア行動

(1) コンプライアンスからアドヒアランス

コンプライアンスは，対象者の行動が，歯科衛生士の指導や助言に対してどの程度一致しているかについて表しているので，医療者である歯科衛生士の立場からの視点になり，実際に行動する対象者の立場からの考え方ではありません．

セルフケアにおいて大切なのは，健康管理の主体である対象者が，自己責任の意識をもち，自発的に行動するということです．定着した保健行動を正しく守っていくためには，指示に従うという他者依存的行動ではなく，対象者の強い意識の形成と努力が必要になります．そのため**アドヒアランス**という考え方が重要視されるようになってきました．この「自分自身を支える責任を，自分自身でもつ」「自分を支えるために，たゆまず努力する」という考え方は，糖尿病の生活管理，服薬行動，運動の継続などの領域で用いられています．

歯科衛生介入を行うときに，対象者がアドヒアランスの高い状態で歯科衛生士の

Keyword
●アドヒアランス
Adherence
　遵守，支持．対象者が治療に能動的に参加できること
　対象者のセルフケア能力・社会心理的な状態，対象者-医療者の人間関係などを重視したもの
　コンプライアンスより，主体が対象者側にある

COLUMN　ライフスタイル活動におけるアドヒアランス

ライフスタイル活動で考えると「なるべく乗り物を使わずによく歩く，エレベータではなく階段を使う，野菜をよく食べる，塩分は控えめにする，早めに就寝する」などの活動的ライフスタイルの達成度や維持，生理，心理，社会面への波及効果を意味します．

表2-27 コンプライアンスとセルフケアの援助と倫理

(宗像ら[39], 2006より引用改変)

	コンプライアンス行動	セルフケア行動
意　味	専門家の指示・助言に応じる行動	自分に必要なケアを自ら判断し実行する行動
主たる援助内容	指示，助言，評価	傾聴，繰り返し，感情の反映，共感
援助目的	指示を守らせること	自己成長すること
歯科衛生士の役割	権威者，保護者であること	相談者であること
対象者の役割	指示，助言を守ること	自己決定者であること
倫理基盤	パターナリズム	自己決定権の尊重

伝えたい内容を理解し受け入れることが不可欠です．しかし，アドヒアランスを高めようとして「このままでは，歯を失ってしまう」など不安感をあおり，心理的に追い詰め，保健行動を起こさせようとすることはよくありません．セルフケアを継続することによって得られる口腔健康に伴う生きがいや，利得を目標にすることが大切です．健康増進には，継続性を高めることが必要であり，高めるための方法としては，楽しさや効果を示す必要があります．すなわち，自己効力感を増強させることが，行動の継続や固執に関わるアドヒアランスを改善することにつながります．

アドヒアランスは，お互いの信頼関係のないなかでは成り立ちません．歯科衛生士として対象者の心理面や生活面などに対する理解が必要になります．

(2) これからのセルフケア

セルフケアは，治療的に効果のある行動を守れる（コンプライアンス）かどうかよりも，対象者が自分の健康問題を自分で解決しようとすることが大切です（**表2-27**）．他者に依存せずに自らの認識力と実行力を育て，自己決定能力に基づいた行動をとることに目標があります．

松岡[66]は，これからのセルフケアのあり方について，次のようにまとめています．

「一人ひとりが健康についての考えと，自分の健康は自分で守るという信念をもって，第1次予防の段階では人々が自分のケアを可能な限り自分で行い，専門的ケアを有効に活用する技術を身につけることが重要である．第2次，第3次予防の段階では，患者中心の医療を実現するために，患者－医療者がともに参加する共同作業がある．共同作業を進めるには，患者自身が自分たちの健康問題を主体的に，積極的に対処していくことが重要である．そのためには，患者－医療者関係は対等でなければならない．（中略）患者自らの決定と意図的行動としてのセルフケアが，今後ますます重要視されるであろう」

歯科衛生士は，歯科保健の専門家として歯科衛生ケアプロセスをとおして対象者の自立支援を行う必要があります．

■実施の流れ

　実施の段階では，歯科衛生ケアプランの「歯科衛生介入」が，「目標」と「期待される結果」を達成するために行われます．歯科衛生ケアプランに記述された優先順位を考慮して介入を実施しますが，歯科医院では，歯科医師の全体的な治療計画との協調を，そして病院，施設，在宅などの場では，主治医や他職種に確認し，全体的な治療計画，ケアプランとの協調に配慮し，歯科衛生介入を実施します．

　実際に介入を行うその日の流れは，次のステップを参考にします．

（1）前回の記録を確認し，器材・器具を準備し，環境を整えておく
（2）担当する対象者のその日のSデータ，Oデータを確認し「全体像」を把握する
（3）緊急対応の必要性を把握し，歯科医師に確認し，それに対して適切な介入を行う
（4）歯科衛生診断で明らかにされた問題について，その日の対象者の状態で確認し，クリティカル思考をはたらかせて優先順位を考える
（5）歯科衛生ケアプランを参考にその日の歯科衛生介入を決定し，対象者に説明し実施する
（6）実施結果を評価する
（7）記録する

■記録はケアの共有と評価につながります

　歯科衛生介入を実施したら，その内容，評価，その後の対応などについて記録します．（評価については，後でくわしく述べます）

　一般的には歯科衛生士業務記録に記載していきます．業務記録の目的，意義は次のとおりです[19]．

- 業務を実施したことの証明
- 医療あるいはケアチームメンバー間のコミュニケーションの資料
- 実行した業務の質の評価に活用
- 専門職としての能力の育成
- 医療関係者の教育・研究の資料

　業務記録の様式はさまざまですが，基本的には
（1）主治の歯科医師の指示書
（2）指導記録
（3）報告書

第2章 歯科衛生ケアプロセスの構成要素

から構成されます．

このうち，(2)指導記録の部分では，まず歯科衛生ケアプランを含む歯科衛生ケアプロセスの展開を記録用紙（Appendix④参照）に記載します．その日の実施内容は，下記のいずれかの形式を使用し，別に記録します．

- 経過記録
- フォーカス記録（DAR形式）
- SOAP形式

一定の形式に限局せず組み合わせて記録することもありますが，歯科衛生診断を取り入れる場合，**SOAP形式**を使用するとよいでしょう．

その他，業務状況に応じて必要あるいは指定された項目を取り入れた様式で業務記録を記載します．

> **Keyword**
> ● SOAP形式
> POSの考え方による記載で，従来のメモや雑記帳のようなカルテから科学性のある記録（Problem Oriented Medical Records：POMR）を目指している

■ SOAPは科学性のある記録

日々の業務記録はSOAP形式またはSOAPIE形式で記録します．

SOAP形式：歯科衛生診断（問題）ごとに書きます．(S：主観的情報，O：客観的情報，A：分析・判断　P：計画)．

SOAPIE形式：　SOAP形式に加えて，I：介入　E：評価　を記載します．

そのアポイント日について次の内容を記載します．

S：主観的情報

- 対象者（またはその家族）が表現したものから得られる情報
- 対象者の問題に関する考え方や経験を表す
- 可能であれば，対象者の言葉を引用するまたは，それを要約
- 問題に対して，重要で関連性がある場合のみ引用

O：客観的情報

- 医療者側から観察した対象者の状態や行動，感覚を使用して測定あるいは観察できる情報（バイタルサイン，プロービング値，エックス線写真からの所見）

> ＊SOAP形式では，実施した介入をここに記録する場合があります（たとえば，フロスの正しい使用法を指導した，など）．SOAPIE形式では，実施内容は「I」に書きます．

A：アセスメント

（歯科衛生ケアプロセスの「アセスメント」の段階とは異なります）

- 主観的，客観的情報の解釈・分析
- 最初のアセスメントに続いて，歯科衛生診断が形成された場合，この部分で書いておく
- 対象者の状態や問題の改善の程度についても記録

73

表2-28 SOAPIE形式の業務記録例
この例では歯科衛生診断を「A」の部分に記載している．その後のアポイントメント時には，歯科衛生診断で明らかになった問題・状態がどのように変化しているかについて，「A」の部分に書いていく．複数の歯科衛生診断がある場合は，診断ごとに記載する．

2013.8.16　Kr.　山田　○絵 指導時間　11：02〜11：31	担当DH．　安住　○子 担当Dr．　吉川　○人

S─「デンタルフロスを使う度に歯ぐきから血が出る」

O─全身既往歴には特記事項がない．歯間乳頭部歯肉に軽度の発赤，浮腫性の腫脹を認め，周囲マージン部には中等度のプラーク沈着を認める

A─歯科衛生診断1「デンタルフロス使用についての知識・技術の不足に関連した歯間乳頭部歯肉の炎症」
　乳頭部歯肉にはフロスによると思われる傷もあり，プラークの残存の状態，実際のフロスの使用状況の観察からも，対象者はフロスを効率的に使用していないことが明らかである

P─正しいフロスの使用法の指導．歯肉縁上，縁下のプラークコントロール
　（歯科衛生ケアプランに基づく）

I─模型上，対象者の口腔内で正しいフロスの使用法を提示する
　対象者の手技を観察し，フィードバックを行う
　プラーク残存部位にスケーリングを行う
　（この日実施した歯科衛生介入を記載する）

E─フロスの方法について理解を示し，モチベーションが得られた．毎日フロスを使用するとのこと　　　→4週間後に再評価を行う

P：計画
- その問題を解決するための歯科衛生介入を記載（歯科衛生ケアプラン参照としてもよい）
- 歯科衛生ケアプランにおける追加，変更，継続について

I：実施
- 実際に行われた介入について記録

E：評価
- 介入の結果と計画の成果について

SOAPIE形式の業務記録の例を**表2-28**に示します．

■歯科衛生ケアの記録に求められるもの

　記録により，ケアを他の歯科衛生士，歯科医師，または他職種と共有することができます．ケアに関するスタッフとのコミュニケーション手段であり，記録をもとに他者からそのケアに対しての評価が可能となります．
　現在，情報化社会におけるIT化のなかで，医療にも電子カルテが導入され普及が進んでいます．歯科衛生ケアプロセスに基づく実践の記録も電子化していくこ

とになりますが，その際に重要となるのは，歯科衛生診断，歯科衛生介入などについて共通用語を考えていくことです．標準化された用語の使用により効果的にデータが活用され，それは歯科衛生士の「知的財産」とも考えられます．

　電子化の流れのなかで，ますます重要となるのが，個人情報の保護です．歯科衛生士は従来から歯科衛生士法に基づき，対象者の個人情報を守ってきました．個人情報保護法が施行（平成17年4月1日）されたことを受け，さらに，業務記録その他における個人情報の適切な扱いが求められています．

実施のまとめ

■ 優先順位を考えて，歯科衛生ケアプランに従い介入を実施する
■ 対象者のセルフケアを高める関わりを心がける
■ SOAP（SOAPIE）形式で記録する

COLUMN　歯科衛生ケアプロセスと用語の標準化

　カナダでは，カナダ歯科衛生士会が中心となり，歯科衛生士が保険会社に直接，診療報酬請求するためのコードリストを提示しました[67]．このシステム内の用語は，歯科衛生ケアプロセスに基づいて整理されており，標準化を目指しています．

　用語の標準化は，歯科衛生ケアプロセスに関する研究，実践のなかで議論され，根拠をもって示されるものでなければならず，明確な概念規定に基づくものであるべきです．さらに歯科衛生診断を考えてみても，パソコン上で標準化されたパターンに単にあてはめていくだけでは，診断のプロセスとはいえず，それ以前にしっかりと一人ひとりの対象者について考えていくことを忘れてはなりません．将来的には，蓄積された情報をベースに，歯科衛生ケアを支援し，評価するシステムを構築していく必要があります．

　目指すものは，歯科衛生ケアの質の向上です．

5. 評 価

行動目標
1) 基準と標準について説明する
2) 歯科衛生ケアプランにおける「目標」,「期待される結果」の達成度の評価方法を説明する
3) 評価の意義について考察する

Keyword
● 評　価
Evaluation

● 標準
Standard
　権威によって確立されるもので，質や価値をもつある事柄についての合意やモデル
　歯科衛生の標準は科学的，倫理的知識と現在認められている行為に基づく

● 基準
Criteria
　標準には幅があり，その判断を下すためには基準が必要となる
　基準は何かを比べるときによりどころとなるもので，測定，観察可能なもの

　ケアの実施後は，評価を行います．ここでは，評価の考え方や方法，質の保証について述べていきます．

■評価には標準と基準が大切

　評価はシステマティックな過程であり，設定された**標準**に対して，価値，意義，質を比較して判断することです．たとえば，日本歯科医師会は「歯周病の診断と治療のガイドライン」[68]で，歯周病の治癒，病状安定をプロービング値，動揺度，歯肉の炎症状態などで定義しており，標準を設定しています．歯周組織に関するさまざまな指標は，標準内であるかどうか判断するための基準となります．たとえば，好ましい歯周組織の状態の基準としては「歯周ポケット（アタッチメントロス）3 mm 以下」のように測定して確認できるものがあります．

　重要となるのは，目標に応じて適切な**基準**を設定するということです[6]．もしケアプランの目標が，プラークの減少ということであれば，プロービング時の出血は評価の基準としては不適切です．これはごく単純であたり前のようですが，臨床では，介入の評価に不適切な指標が使用されている例をよくみかけます．

　基準には**妥当性**が必要です．妥当性とは，測定すべきものを測定するということです．プラーク指数が低いということは，測定時にプラークの付着が少なかったということのみを示しています．それは歯周組織の健康度，対象者の一定期間におけるプラークコントロールの技術を直接測るものではありません．それ単独では，単に沈着しているプラークの情報のみを示しているにすぎません．歯周組織の健康について判断を下すためには，さらにプロービング時の出血や，歯周組織を評価する他の指標を使用します．

　基準はまた，**信頼性**がなければなりません．信頼性があるということは，毎回，同じ条件下でその指標を使用して同じ結果が出るということです．臨床で使用される指標には共通のルールがあります．たとえば，歯肉炎症指数（Gingival Index：GI）が 2 であるとした場合，ただちに対象者の歯肉がどういう状態にあるか，その指標を使用するすべての人間が想像できなければなりません．同様に，バイタルサイン，プロービング値などの指標について，健康状態の基準について共通理解をもっていることが要求されます．

　さらに，標準や基準には変化していくものもあります．研究が進み，新たな知見

が積み重なると，従来の標準が変わり，それに伴い基準も変化していきます．歯科衛生士は，常に最新の学術的な情報に敏感でいる必要があります．

■歯科衛生ケアプロセスにおける評価

　歯科衛生ケアプロセスの最後に位置していますが，最終のステップと考えてはなりません．

　アセスメントの段階に根差し，結果の確認として診断や計画の段階をとおして行われるものです．評価は実施の段階にも組み込まれ，介入の進行具合をモニターします．評価は再アセスメントにつながり，ケアを見直すこともあります．

　評価の目的は，対象者の目標への到達度を判断することであり，歯科衛生ケアプランの有効性を確認することです．評価が効果的であるためには，適切な基準に照らしあわせて，正しい方法で行う必要があります．

■評価の方法

　評価には，(1) 直接観察 (2) カルテ，歯科衛生ケアプラン，業務記録の分析 (3) 対象者への問診　などの方法による情報収集が必要となります．

　対象者の「全体的な所見と機能」「特定の症状」「知識」「技術」「態度」について情報を収集します．

全体的な所見と機能

　対象者の全体的な所見および口腔の機能を評価します．歯科衛生ケアプロセスをとおして集めた情報を最初のアセスメントと比較し，到達度を評価します．たとえば，外見所見には，顔貌，歯の着色，笑ったときの歯や歯肉の見え方などが含まれます．機能は，粘膜の状態，咬合状態，歯の動揺度，摂食・嚥下機能などを含みます．評価方法は，3つの方法すべてが該当します．

特定の症状

　実在または潜在的な問題のすべての徴候・症状が，どの程度改善されたかについて評価します．たとえば，プロービング時の出血，プロービング値，脱灰の程度，排膿，リンパ節の腫脹，疼痛などの症状の発生頻度と期間について確認します．

COLUMN　**SOAP形式のA（アセスメント）と歯科衛生ケアプロセスの評価**

　A（アセスメント）：その問題（歯科衛生診断）の分析，判断およびその根拠となるものです．

　評価：その問題に対する対象者の目標達成度を評価します．

　来院ごとに，歯科衛生ケアプランに基づき介入を実施し，SOAP形式で業務記録に書かれているAの判断，分析の積み重ねをとおして，その目標達成日までの介入の成果に対する達成度を評価します．

評価は3つの方法すべてで可能ですが，直接観察と問診が最も効果的です．

知　識

対象者がどの程度，病気の進行に伴う症状や病因に関して知識をもっているか，また，予防法や，予防しないことによる結果などについて知識があるかどうかは，「期待される結果」への到達に直接影響を与えます．たとえば，以前に指導した内容をどの程度覚えているか，理解度，応用度などすべてが評価されます．評価方法としてふさわしいのは，対象者への問診です．

技　術

目標達成に必要な指導内容に従って，実際にそれを行う能力です．直接観察して評価します．

態　度

人間のライフスタイルに新しい行動をとり入れるには，態度が大きく影響します．技術や知識も必要ですが，それだけでは成功しません．評価方法には，問診と直接観察があります．

■「目標」「期待される結果」の達成度

歯科衛生介入に対する評価は，歯科衛生士の責任です[23]．評価を行わないと，過剰，不十分，あるいは不適切な介入が行われることにもなりかねません．歯科医師の確認は必要となりますが，対象者がケアプランに関連して，どの程度の到達度なのかを評価することにより，歯科衛生士は，介入を続行するのか，変更あるいは終了するのか判断することができます．

この時点での評価は，対象者の歯科衛生診断ごとに次のように行います．

- 「歯科衛生介入」に対する対象者の反応に関する情報を収集
- 「期待される結果」と実際の結果を比較し，「目標」が達成されたかどうか判断
- 評価内容，結果を記録

「目標」「期待される結果」の評価は，次のような達成基準に沿って行います（表2-29）．

（1）全面的達成

目標が達成されたからといって，歯科衛生介入が不要となるわけではありません．さらなる介入が必要になる場合もあります．

・問題が解決された

問題が解決された場合，これ以上の介入は通常必要とはなりません．「目標」「期待される結果」に到達したと考えます．対象者は指導に協力して行動し，臨床的な介入は適切で効果的であったと思われます．

表2-29　「目標」「期待される結果」の達成基準

（1）全面的達成
　・問題の解決
　・潜在的な問題は防げたが，リスク因子は残存
　・（他の）問題がまだ残存
（2）部分的達成
（3）未達成

　この時点までの関わりで，別の新たな問題が明らかとなる場合もあります．その場合，ここから歯科衛生ケアプロセスの再スタートとなります．

　・潜在的な問題は防ぐことができたが，リスク因子は残存している
　リスク因子が残っている限り，対象者は，歯科衛生介入を必要とします．ケアプランに従い，介入を継続したり，変更を加えたり，定期的なメインテナンスと再評価が必要となります．

　たとえば，歯科衛生診断「ブリッジ周囲のプラーク除去不足に関連した支台歯のう蝕のリスク」について考えてみましょう．

　介入としては，デンタルフロスや歯間ブラシのタイプを変更してクリーニングを行う指導などが考えられます．その後の再評価で，対象者はその習慣を取り入れたことは確認できましたが，ポンティック底部には食片，プラークの残存が引き続き認められ，支台歯のカリエスのリスクがまだ存在していたとします．もしブリッジのデザインや適合に問題がある場合，ブリッジの再製は解決策の1つであり，歯科治療に対応はシフトするかもしれません．このケースでは対象者はブリッジの新製をコスト面から望みませんでした．別の解決法としては，評価のためにリコールの間隔を短くし，その部位にスーパーフロスやその他の清掃法を使用したり，フッ化物の応用を行うということが考えられます．

　・問題がまだ存在している
　歯ブラシによる磨耗の例についてみてみます．対象者が軟毛の歯ブラシを使用し，適切なストロークでブラッシングを行うという「期待される結果」は達成されましたが，磨耗は解決されていないとします．この状態は，さらなる症状が生じなければ経過観察でよいでしょうし，歯科医師の治療が必要となるかもしれません．

（2）部分的達成
　問題は改善しましたが，ケアプランは修正が必要です．

　たとえば，歯科衛生診断「手指の運動制限に関連したプラークの沈着」の場合，「目標」は，プラーク沈着の減少であり，「期待される結果」の1つとして，「歯ブラシとタフトブラシの使用によりプラークスコアを3週間で50％削減する」としました．次のアポイントメントで，対象者は，25％の減少のみを達成したとします．対象者に運動機能制限は依然としてあるわけで，努力は認められますが，ま

だ舌側部には相当量のプラークが残存しているとします．ケアプランの変更の可能性としては，歯ブラシの変更や，電動歯ブラシの使用を勧めることなどが考えられます．対象者の状態によっては，機能そのものに対するリハビリテーション的なアプローチを考えていく必要があります．それには他職種との連携も視野に入れて検討します．あるいは，診断そのものを変更することも考えます．

問題が改善しても，さらに時間をかけて，ケアを継続する場合もあります．たとえば，喫煙が問題だったとします．対象者は，禁煙プログラムに参加することに同意をし，ケアプランは6週間で完全な禁煙を目標としました．結果，喫煙の本数は減少したのですが，禁煙は達成されなかったとします．モチベーションはある場合，プランの変更は，全体的な時間設定の見直しだけでなく，日単位，週単位の目標設定を追加し，対象者に達成感を与えることも必要となります．また，禁煙外来へ紹介し，他の専門職の介入を含める変更も考えられます．

(3) 未達成

問題がまだ存在し，ケアプランの変更が必要となります．「期待される結果」に到達しなかったということは，正しく病因が明らかにされていなかったり，対象者がプランに対して十分納得していなかったことを意味しているかもしれません．

たとえば，歯周炎をもつ対象者のケースで，徹底的なデブライドメントやその他の歯科衛生介入に対する反応があまりよくなかったとします．この時点でのオプションとしては，さらなる歯科または全身の診査であったり，抗菌療法の可能性を検討するための歯肉縁下プラークサンプルの特定微生物の同定なども考えられます．歯科衛生ケアプランの修正に続いて，歯科医や歯周病専門医との相談が必要となります．また，対象者の保健行動についてもよく評価し，行動変容につながる指導について，理論を基に見直してみる必要があるかもしれません．

問題がまだ存在する場合，ケアプランに基づき，適切な介入を続行します．慢性的な歯周疾患の場合は，この時点での評価で，「歯科衛生介入」や「期待される結果」はすべて適切であると判断されるにも関わらず，依然として問題が残ることもあります．その場合，対象者には継続した注意深いメインテナンスが重要となります．アドヒアランスが低い対象者においても同様のことがいえます．

「目標」「期待される結果」の達成度に応じて，歯科衛生ケアプロセスの各段階の見直しが必要となります（図2-25）．

■評価において重要なこと

評価で重要となるのは，歯科衛生士だけが行うものではないということです．対象者の行動や態度に注意し，対象者の視点を重視することが大切です．また，チームアプローチにおいて歯科医師と，場面によっては他の専門職と評価を行っていきます．そのためにも，歯科衛生診断から計画立案までの段階で，対象者の問題，目標が共有され，評価の基準についても共通認識をもっていることが必要

第2章 歯科衛生ケアプロセスの構成要素

アセスメント
- 対象者にとって重要な情報がすべて収集されていたか
- 情報は適切に解釈・分析されていたか

▼

歯科衛生診断
- 情報処理の結果を正しく反映していたか
- 診断のタイプ（実在，リスク，可能性）に変化があったか
- 歯科衛生介入で解決する問題であったか
- 診断が大まかすぎたり，一部の症状・徴候のみを表現していなかったか

▼

計画立案
- 対象者の意思，期待を組み入れていたか
- 歯科衛生診断，目標が追加されたり，修正されていないか

目標
- 設定した目標で対応できる問題であったか

歯科衛生介入
- 歯科衛生介入の説明が十分なされていたか
- 介入は病因のすべてに対応していたか
- 歯科衛生士の知識・技術において適切な設定であったか

期待される結果
- 対象者にとって現実的であったか（内容，時間設定）
- 根拠に基づいた内容であったか
- 問題の解決につながるものであったか

▼

実 施
- 実施内容・状況は適切であったか
- 対象者の理解，参加が得られていたか
- 対象者に歯科衛生介入が受け入れられたか
- 優先順位が変化していなかったか

図 2-25　評価の流れ
「目標」「期待される結果」の達成の状況に応じて，歯科衛生ケアプロセスの各段階を見直し，必要な対応を考えていきます．

です（図2-26）．

　その他，重要なことは，自分の価値観を押しつけるような評価ではなく，事実に基づき対象者の努力を正当に評価し，プラス思考の言葉を投げかけるようなフィードバックの実施です．対象者が努力をした結果であれば，どんな小さな成果も見落とさず，それを認め評価する姿勢が対象者のモチベーションを向上させ，保健行動を強化することにつながります（表2-30）．

81

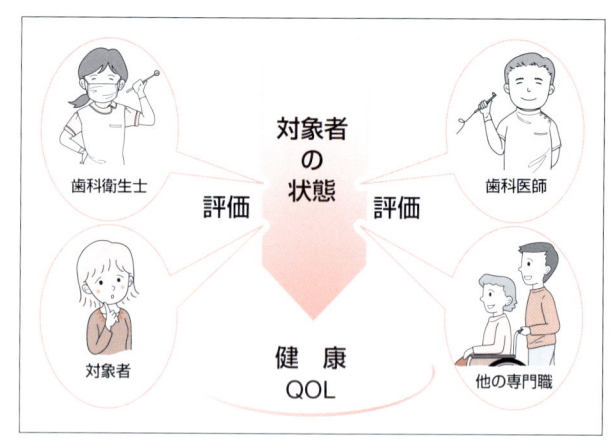

図 2-26 評価の考え方
対象者が最終的にあるべき姿にどの程度近づいているのかについて皆で確認する．

表 2-30 評価時のフィードバックのポイント[69]

1. ケアプランの目標に焦点をあてたフィードバックを行う．何がさらに必要であり，どのようにすれば効果的に達成できるか具体的に示す
2. 推測ではなく，事実，観察結果に基づいて行う
3. 意見を伝えるのではなく，事実に焦点をおく
4. 単に「よい」「悪い」ではなく，目標にどの程度近づいているかについて説明する
5. 講義するのではなく，情報を共有するというスタンスで話す
6. 1つの方法に固執するのではなく，他の選択肢も提示する
7. 自分が与えたい情報ではなく，対象者が実際に活用できる量の情報を与える
8. 自分ではなく，対象者の価値観を最優先する

■質の保証の意味を考える

対象者が適切な歯科衛生ケアを受けられるように質を保証することは重要で，その目的は次のようなものが考えられます．

（1）歯科衛生ケアの質を評価し，そのケアがどのレベルに達しているか歯科衛生士に自覚を促し，改善点を探る
（2）実施されたケアの質と量を確認する
（3）スタッフ間でケアの内容について話し合う
（4）教育上，必要となる事項を把握する
（5）歯科衛生ケアの基準の作成や修正の必要性を検討する

これからは，科学的根拠に基づいた質の保証が歯科衛生士には必要となります．

第 2 章　歯科衛生ケアプロセスの構成要素

　歯科衛生ケアは対象者の健康状態の改善のため実施され，その評価は質の保証につながり，歯科衛生士の役割を社会に示すことになります．今後は，歯科衛生ケアの質の保証システムのあり方について考えていく必要があります．

評価のまとめ

■評価は歯科衛生ケアプロセスのすべての段階で行う
■基準と標準に沿って評価する
■実施後の評価は，「目標」「期待される結果」への達成度について，「全面的達成」「部分的達成」「未達成」の基準で判定する

COLUMN　医療の安全と質の保証

　医療安全管理の前提は，患者の安全（Patient safety）と医療の質の保証（Quality assurance）です．現在，医療従事者の質の向上を図り，質を保証することが必要とされています．卒後研修や学会活動などは，質の保証のなかの質の改善（Quality improvement）に位置づけられます．

　アメリカ歯科衛生士会倫理規定[60]には，ケアの質とその保証システムについての記載があり，歯科衛生士教育では，学生が提供するケアの質について，歯科衛生ケアプロセスに基づいて評価することが行われています．

　カナダの歯科衛生士教育でも，歯科衛生サービスの信頼のために，質の保証過程を取り入れることが定められています[70]．

第3章
研究と教育における歯科衛生ケアプロセス

行動目標
1) 歯科衛生士が研究を行う意義を説明する
2) 歯科衛生ケアプロセスの教育について考察する
3) 対象者，歯科衛生士に，歯科衛生ケアプロセスがどのような恩恵を与えるかについて考察する

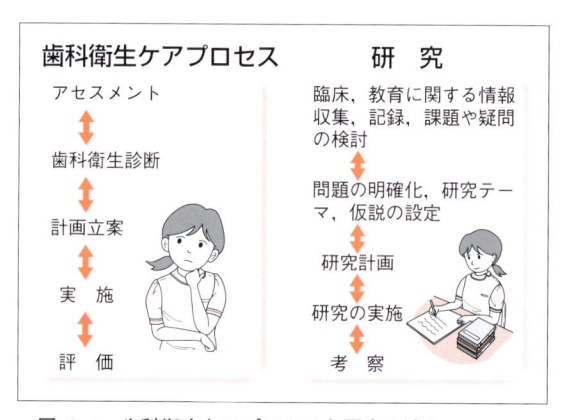

1．歯科衛生ケアプロセスと研究

■専門職には研究活動が必要

歯科衛生士には，対象者に提供するケアの質の向上を常に目指すことが求められます．専門職として，その臨床の基礎となる科学的な知識体系を充実，発展させていく責務があり，ここに研究を行う重要性があります．歯科衛生の研究は，個人，集団の健康の改善につながります[1]．歯科衛生士の職業の向上のためにも，業務は科学的根拠に基づいたものでなくてはなりません[2]．

■研究のプロセスでもある歯科衛生ケアプロセス

歯科衛生ケアプロセスは，歯科衛生士の臨床の基本的な枠組みとなりますが，概念は研究にもあてはめることができます（図3-1）．研究は実験を行うものだけではありません．日常の臨床や学習のなかで疑問に感じたり，課題となっていることは誰にでもあるはずです．それについて情報を収集し，文献を調べて知識を整理し，分析をしていくことが研究の始まりであり，それはまさに歯科衛生ケアプ

歯科衛生ケアプロセス	研 究
アセスメント	臨床，教育に関する情報収集，記録，課題や疑問の検討
歯科衛生診断	問題の明確化，研究テーマ，仮説の設定
計画立案	研究計画
実　施	研究の実施
評　価	考　察

図 3-1　歯科衛生ケアプロセスと研究の流れ

ロセスにおける「アセスメント」の段階と同じです．仮説を立て，研究テーマを設定する作業は「歯科衛生診断」の考え方と通じるものがあります．研究テーマに沿って研究目標を設定し，研究方法を考えていく段階は「計画立案」の段階といえます．研究を実際に行い，結果について正確に記録していく段階は「実施」であり，研究結果を他の研究や文献等で示された標準と照らし合わせて考察していく段階は「評価」となります．重要なのは，どちらのプロセスにおいても，各段階をつなぐ矢印は双方向であるということです．評価をステップごとに行い，必要があれば，いつでも前の段階に戻って検討したり，修正を加えていきます．

　歯科衛生ケアプロセスの実践，特に歯科衛生診断の過程をとおして，さまざまな歯科衛生上の研究テーマがみえてきます．日常の業務に関するデータを集め，分析するような研究も積み重ねていけば，「歯科衛生士とは何であるか」がみえてくるはずです．2006年に日本で初めての歯科衛生士の学会である「日本歯科衛生学会」が設立されました．これは歯科衛生士の学術活動にとって大きな1歩です．

　しかし，現状ではまだ歯科衛生に関する研究は遅れているため，他分野の理論や概念，研究結果も参考にしながら歯科衛生独自の理論構築を行う必要があります．歯科衛生理論は，歯科衛生ケアの目標を達成するために目指す方向を教えてくれるものであり，実践に用いる知識でもあります．歯科衛生ケアプロセスは理論を応用するために用いる方法ともいえます．

2. 教育における重要性

■アメリカ，カナダにおける教育

　アメリカ歯科衛生士会，カナダ歯科衛生士会は，歯科衛生ケアプロセスの教育を支持しており，アメリカ歯科医師会も歯科衛生ケアプロセスを，歯科衛生士の**コンピテンシー**の評価の枠組みとしています．最近発表された「カナダ歯科衛生士

COLUMN

根拠に基づいた歯科衛生 Evidence-based dental hygiene（EBDH）

　歯科衛生においても，根拠に基づいた実践（Evidence-based practice：EBP）が求められています．EBPには根拠に基づいた意思決定（Evidence-based decision making）が必要とされ，その定義は「臨床，管理，方針決定における選択肢と意思決定の評価のため，入手可能な最高の根拠をシステマティックに応用すること」となっています[3]．

　歯科衛生士の臨床で求められる根拠としては「歯科衛生診断，歯科衛生介入とその結果」があります．歯科衛生に関する研究を積み重ね，臨床にフィードバックする環境が定着した先に，専門職としての地位の確立があると考えます．

国家試験コンピテンシー案」[4]にも，歯科衛生診断を含めた歯科衛生ケアプロセスに基づいた臨床に関する記載があります．

　北米の歯科衛生士基礎教育では，最初に学生はアセスメント，歯科衛生診断，根拠に基づいた歯科衛生ケアの計画立案，実施，評価の各段階について講義で学びます．現在，北米でおもに使用されている歯科衛生の教科書の多くは，その構成に歯科衛生ケアプロセスが反映されています[5-7]．学生は，講義のなかで提示されるコンピテンシー[8]，卒業時の学習成果[9-11]，業務基準などをとおして歯科衛生ケアプロセスの概念，重要性を認識します．次に，基礎実習，臨床実習で実践的に学んでいきます．

　歯科衛生ケアプロセスの学習評価としては，シナリオ症例における歯科衛生ケアプランの作成内容，ケアの実施に関する客観的臨床能力試験（OSCE），相互実習の評価などが挙げられます．そして歯科衛生ケアプロセス全段階の展開は，臨地・臨床実習において評価されます．

　カナダ歯科衛生士会の「カナダにおける歯科衛生士教育の指針2005」[12]には，**全人的ケア**の質を保証するために，歯科衛生士の条件として学士取得を義務づけることも提言されており，歯科衛生ケアプロセスを基盤に確立してきた歯科衛生士の専門職としての資質をさらに向上させることを目指しています．

　国際歯科衛生士連盟（IFDH）は，2003年に新しい時代の歯科衛生士教育カリキュラムの国際標準案を発表し[13]，そのなかで「すべてのカリキュラムは歯科衛生ケアプロセスに基づくものであるべき」としています．

　このように，歯科衛生ケアプロセスは，国際的には歯科衛生士教育の重要な枠組みとなっています．

Keyword

● 全人的ケア
Holistic care
病気だけをみるのではなく，心理・社会面などその対象者をとりまく状況を総合的にとらえながらケアすること

● 国際歯科衛生士連盟
International Federation of Dental Hygienists：IFDH
1986年に設立された国際的な非営利，非政府組織であり，現在日本を含めた28カ国が加盟（2014年現在）
各国の歯科衛生士会を中心としたメンバーで構成されている．歯科衛生士の職業を推進し，口腔健康を促進することを主な目的としている．3年毎に国際シンポジウムを開催している

COLUMN　コンピテンシー　Competency

　ある職務や状況において，高い成果・業績を生み出すための特徴的な行動特性のことです．現在，人材育成の重要な概念として注目されています．コンピテンシーの特徴は知識，スキル，態度，価値観，特性の複合体として現れる人の客観的な行動に着目する点にあります．行動（事実）は客観的であるため，採用，評価，適正配置等の人事管理から，教育などの人材開発にまで応用が可能です．

　コンピテンシーに基づいた医学・歯学教育は，近年欧米，特に北米において盛んです．その定義は，「知識，スキル，態度，コンピテンス（個人の能力）からなる行動様式」「日常診療におけるコミュニケーション，知識，技術，臨床的推論，情緒，価値観，振り返りの習慣的かつ分別ある使用」などとされています[14]．

　アメリカの歯科衛生士教育はコンピテンシーに基づいたものであり，カナダの歯科衛生士教育は，おもに学習成果（Learning outcome）に基づくものとなっています．

■日本の歯科衛生士教育になぜ必要？

臨床の現場では，対象者中心の包括的なケアを目指すため，歯科衛生の視点からの判断力，コミュニケーション能力，ケアの実践能力など多くのことが要求されています．また，歯科衛生士教育が3年制以上となり，歯科衛生士学校養成所指定規則の一部改正（2005年施行）に基づき提示された指導要領には，教育の目標の一部として「科学的・論理的思考力を育てる」「理論と実践を結びつけて理解できる能力を養う」などが掲げられています．これまでの歯科衛生士教育では教育，臨床の基盤となる概念がはっきりしていないために，さまざまな教科で学ぶ内容をどのように実践に結びつけるかについて，教育者，学習者双方にとまどいがありました．

歯科衛生ケアプロセスの教育は，クリティカル思考，意思決定，問題解決能力の育成を含んでおり，知識，理論を実践につなげるうえでも有用です．

2006年4月の介護保険制度の改正を受けて，介護予防サービスにおける口腔機能向上の成否は，歯科衛生士にゆだねられていると考えられます[15]．「口腔機能向上加算」では，「口腔機能の低下している又はおそれのある利用者に対し，歯科衛生士等が口腔機能改善のための計画を作成し，これに基づく適切なサービスの実施，定期的な評価と計画の見直し等の一連のプロセスを実施した場合に加算する」とされており[16]，これはまさに，歯科衛生ケアプロセスの必要性を示しています．看護，介護など他の専門職との共同作業では，歯科衛生士の専門性がさらに問われており，基礎教育の段階から，臨床の基盤となるような概念を学習していくことは必須となります．

「平成23年版 歯科衛生士国家試験出題基準」[17]では，歯科衛生士ケアプロセスの概念が明確に反映されています．「歯科衛生業務」のなかで「歯科衛生業務のプ

COLUMN

教育の実践例とその評価

ここでは3年課程の歯科衛生士教育における例を紹介します．「歯科衛生ケアプロセス」は従来の主要3科を統合した口腔保健学のなかで教育されています（表3-1）．現在までの学習評価では次のようなことが明らかになりました[18-20]．

問題点
(1) 学生にとって，対象者から情報を得ることそのものが困難である
(2) 収集した情報を整理し，解釈・分析を加えていくことが最も難しい
(3) 「歯科衛生診断」の概念の十分な理解がない，また，歯科衛生士の業務内容の認識が不足している
(4) 臨床経験の不足から，具体的な「期待される結果」のイメージがわきにくい
(5) 「歯科衛生介入」の選択肢が狭い
(6) 対象者の意思が十分プロセスに反映されていない

表3-1 3年制カリキュラムにおける「歯科衛生ケアプロセス」の教育

学習方略	内容	
	1・2年次	3年次
講義	歯科衛生ケアプロセスの概要	計画立案と歯科衛生理論
演習	身近な事象のアセスメント，グループワーク	事例展開
実習	「模擬患者実習」における症例展開	「模擬患者実習」，「摂食・咀嚼・嚥下指導」臨地実習における症例展開

（宮城高等歯科衛生士学院，2005）

効果

(1) 対象者について一生懸命考え，多角的な関わりの意識が促された
(2) 歯科衛生上の問題，歯科衛生士の業務についての意識が高まった
(3) 介入の根拠を考えるようになった
(4) 各段階で評価を行う重要性が認識された

　学生は歯科衛生ケアプロセスの実践をとおして，さまざまな角度から対象者について考えるようになり，この点が対象者中心の歯科衛生行動に近づくうえで最も重要な教育上のメリットです．

　歯科衛生ケアプロセスを特別な難しいものとしてとらえている学生も見受けられ，もっと手技的なスキルを身につけるために時間を使いたいという声も一部にあります．この背景には，学習方略の問題，臨床現場における技術志向などが考えられます．カリキュラムにおける位置づけ，採用すべき概念枠組み，学習方略など，課題はたくさんありますし，適切な用語やその定義について検討していかなければなりません．

ロセス」として「情報収集」「問題整理と計画立案」「実績と評価」が示されています．

3. まとめ

　歯科衛生ケアプロセスは歯科衛生士の臨床，教育，研究における重要な枠組みです．現在の歯科衛生士には対象者と継続的に関わり，健康を支援していくことが求められており，歯科衛生ケアプロセスは，その支援のより所となります．

　歯科衛生ケアプロセスの目的は，歯科衛生士が行う臨床の質の向上です．社会のニーズに応じることはもちろんのこと，歯科医師や他のヘルスケア職種との連携を意識し，プロセスに反映させることも重要です．歯科衛生士は理論を実践に結びつけ，対象者中心の根拠ある歯科衛生行動をとることを心がける必要があります．

　いまこそ，歯科衛生士が真価を発揮するときなのです．

Appendices

Appendix ❶ 保健行動の理論

1. 保健信念モデル（Health Belief Model：HBM）

　保健信念モデルは，保健行動を最終目標として考えられたモデルで，**価値-期待理論**をベースにしています．価値-期待理論は，疾病を回避し健康になるという価値と，保健行動をとることにより疾病を予防し軽減できるであろう期待という2つの概念から成り立っています．

　このモデルの仮定は，「健康への脅威に対して活動を始めるための心理的な準備ができていないと，保健行動を起こす決意ができない」とするものです[1]．

　人間が自分の健康を守るために何らかの行動を起こすまでに，さまざまな身体・心理・社会的因子が影響しますが，それらの因子について対象者の情報を収集すれば，問題が明らかになるとする考え方です．

　保健信念モデルは，個人は下記のことを信じると，保健行動を起こすと仮定しています．

- その状態になりやすい（発病性の認識）
- その状態は重大な結果につながる（深刻性の認識）
- その状態の重篤度やなりやすさを減少するのに役に立つ行動や介入が存在する（利益性の認識）
- 利点が時間やコストや他の欠点を上回ると思われる（障害性の認識）

　保健行動に影響を与える因子として年齢，性別，職種，教育などの属性も重要です．教育のバックグラウンドは予防的な保健行動に直接影響があり，教育レベルが高いと，予防保健サービスを受けたり保健行動をとる可能性が高まるとされています．ということは，ある個人の教育が高まれば，より専門家のアドバイスに従いやすくなると考えられます．人の行動は，経験しながら作られてきたものなので，過去にどのような行動をとったかがわかれば，行動の予測がしやすくなります．

■保健信念モデルにおける自己効力感（self-efficacy）[2,3]

　保健行動を支援するために必要な知識として認知理論で重要な概念となっているのが**自己効力感**です．ある課題に対して，自分ならできるという予測や確信（自己を信頼する気持ち）をもっていること，ある目標を達成するために手順を組み立て，それを実行できる能力を自分がもっていると思えることです．人がある行動をやり遂げようとするとき，その行動に関する2つの期待が働くとされています（図 A-1）．

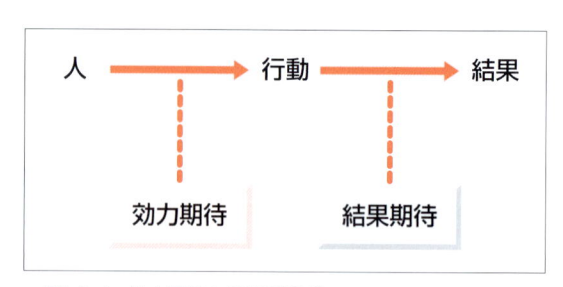

図 A-1 効力期待と結果期待[2]

- **効力期待**：上手に行うことができるかどうか，自分自身の真の能力に対する期待
- **結果期待**：自分のとる行動がどのように結果に影響していくかについての期待

このうち効力期待を自己効力といい，自分がどの程度の自己効力をもっているかを認識していることを自己効力感といいます．

対象者の長期行動に変化をもたらし，ライフスタイルに変化を導入するうえでの問題は自分自身によって克服されなければなりません．対象者は自分が受ける処置または保健行動が効果的であるばかりでなく，自らが自信をもって行動を実施し，変化を起こすことができると信じることが必要です．

自己効力感は，目標とする行動が複雑な場合，スモールステップで行動目標を設定し，長期目標へとつながる短期目標を設定することにより，向上させることができます（**表 A-1**）．好ましい行動はほめることによって補強され，時に失敗したとしても，それは見直しをし，失敗を生じた要素をコントロールする機会であるととらえます．

対象者に歯科保健指導をするときに，このように行えば歯肉の健康度が増すと，対象者自身が思えるような支援を歯科衛生士として行うことが必要です．スモールステップで十分できるような目標設定をし，徐々によい方向へ導いていきます．目標を達成した感覚が自信となり行動を強化します（**表 A-2**）．

このような学習を通じて，適切に行動できるという期待が得られます．また，保健行動をとることで得られる健康についての理解や，実行する必要性の認識も重要な要素となり得ます．特に高齢者は，健康に自信がなくなり自己効力感が得られにくい場合もあるので，歯科衛生士として情緒的な支援も十分にするように心がけます．

■ 保健信念モデルの歯科衛生への応用

（1）発病性の認識

これは，個人の罹患程度の主観的な認識です．対象者が病気の初期の徴候や症状

表 A-1　自己効力感を高める目標設定

目標設定	実行度	具体例
具体的で低い	やさしい	自ら禁煙する時間帯を決める，就寝前はフロスを使用する
漠然として高い	難しい	全面禁煙する，毎食後にフロスを使用する

表 A-2　自己効力感に影響を及ぼす 4 つの要因

要因	内容	活用する方法
成功体験	努力することにより障害を克服した体験をもつこと：試行錯誤で行動し，強化を受けて学習していく	歯肉出血も少なくなり，口が爽やかな感じ：スモールステップによる目標設定
代理体験	自分と同じような状態にある人が成功している姿をみること：観察学習のように代理体験を通じ学習する	同じような状態の臨床例を呈示する：ロールモデルとして望ましい行動を提示する，いわゆるモデリング
言語的説得	周囲の人から自分に対して肯定的な評価を受けること：あなたはできていますよということを言語という形で教示する，言語情報を通じて学習する	歯肉からの出血も少なくなったのはブラッシングが上手になったからですねとほめる：オペラント強化法
情動的喚起	行動することで，気分がよくなり，ストレスも軽減すること：情動を刺激されることで学習が促進したり，妨害されたりする	話すときに口臭も気にならなくなりうれしい：自己効力感が強められる

Bandura[2]，1977 より引用改変

を認識し，統計学的にその病気になりやすいことを理解すると，プラスに作用すると考えられています．

(2) 深刻性の認識

歯科疾患は命に関わることが少なく，たとえば歯周疾患のほとんどは，ゆっくり進行する慢性的な状態です．緊迫した症状がないため，対象者は教育を受けなければ，疾患の重症度について認識しにくいのが現状です．認識するためには，治療のもたらす結果についての話し合いが必要になります．

(3) 利益性の認識

対象者はセルフケアの方法や専門家による処置が，自身の期待する健康状態をもたらすと信じなければなりません．つまり，その介入が何らかの恩恵をもたらすことを知る必要があります．

(4) 障害（バリアー）性の認識

ある人には，行動の障害となることでも，他の人にはそうではないこともありま

す．たとえば，治療費が問題となる人もいれば，治療にかかる時間が最も気になる人もいます．行動を起こすのには，重大な決心を必要としないと思えることが保健行動につながります．

　歯科衛生士は保健信念モデルを応用して，アセスメントの段階で対象者に質問をしたり，注意深く話を聴くことによって適切な情報を収集することができます．対象者の歯科治療や口腔衛生に関する知識を探る質問をし，アセスメントにおける実際の診査データと関連づけることが大切です．「発病性の認識」は，対象者の疼痛や歯の喪失に対する態度，あるいは，自身の歯に関する価値観によって評価することができます．「利益性の認識」に関しては，口腔の健康維持に対しての価値判断について注意深く聴くことによって計り知ることができるでしょう．

2．ローカス・オブ・コントロール（Locus of control）

　社会的学習理論とよばれるもので，個人が状況にどのように対応するのかについて説明し，コンプライアンスを解釈する1つの概念です．ある事象に対して，対象者自身がどうすることもできないと感じたり，その状態が運に左右されたり，遺伝であったり，以前の状況が原因で生じたと感じることは**外的統制**（external locus of control）にあると表現され，状況のコントロールは，この人にとって外的なものとなります．このような人の行動に変化を与えることは一般的には難しいと思われています．「私はできる」と信じることのできるタイプの対象者は**内的統制**（internal locus of control）と表現され，このような人はモチベーションを与えやすく，変化の試みにも反応しやすいと考えられます．

　個人のこのようなちがいを認識することは，歯科衛生士が行動変容のプログラム開始にあたって，どの程度介入しコントロールが必要か決定する手助けとなります．**ヘルス・ローカス・オブ・コントロール**（HLC）は，ローカス・オブ・コントロールを健康関連行動領域に適応し，健康や病気の統制感を測定する尺度として歯科領域でも使用されています[4]（**表A-3**）．**内的統制**と思われる対象者は，厳密な監督下に置かなくとも，自ら変化を起こすことができます．このような人には，行動を確認するセルフチェックや，手鏡で口腔内を観察してもらうことで，望ましい行動を動機づけることができます．

　一方，**外的統制**の対象者は，医療従事者にやってもらうべきことと思いこんでいるものを自分が行うことは，とてもできないと感じてしまいます．このような人を自分で管理させるには工夫と時間が必要です．自身の健康をコントロールすることが難しいと感じている人には，頻繁なメインテナンスや評価のためのアポイントメントが必要となるでしょう．

　HLCを応用した調査によると「身の回りの清潔，食後の歯磨き，うがい，帰宅

表A-3 ヘルス・ローカス・オブ・コントロール（HLC）尺度の14項目[5]

内的統制
1. あなたは病気になった場合，その原因を自分がとった行動にあると思いますか
2. あなたは適切な行動をとっていれば健康に暮らせると思いますか
3. あなたは，いま運動をしたり食事を節制することが将来の健康に役立つと思いますか
4. あなたは自分の努力によって健康を維持できると思いますか
5. あなたの健康は，あなたのとる行動によって左右されると思いますか
6. あなたが健康のためにとる行動は実際に効果があると思いますか
7. あなたは一生健康に暮らせると思いますか

外的統制
8. あなたが病気になるときは，努力しても避けられないと思いますか
9. あなたが病気になるとき，それは自分のおかれている環境のせいだと思いますか
10. あなたが健康でいることと，あなたが健康のために努力することはあまり関係ないと思いますか
11. あなたは，突然病気になると思いますか
12. あなたは，病気になるのは仕方のないことだと思いますか
13. あなたは，どんなに努力しても病気の原因を取り除くことはできないと思いますか
14. あなたは，運が悪いから病気になると思いますか

内的統制項目では「そう思う」から「そう思わない」の順に4～1点とし，外的統制項目では，逆に1～4点として，尺度得点を求める．尺度得点が高いほど内的統制傾向が強いという結果が得られるとしている．

後手を洗う」などの予防的保健行動は，内的統制傾向が強い者ほど積極的にとる傾向を示しています．また，大学生の喫煙行動および喫煙に対する態度との関連では，外的統制傾向が強いほど喫煙する者が多く，また内的統制傾向が強いほど喫煙に対して否定的態度を示していました[5]．

ローカス・オブ・コントロールは，何が，その人の健康を統制しているかについての認識を普遍化したものなので，効力期待よりも結果期待により強く関係しています．そのため，自己効力感のほうが，保健行動に強く関係しているとされています．

3．多属性効用理論（Multi Attribute Utility Theory：MAU）

　従来，臨床に応用されてきた対象者の保健行動やその意思決定に関する理論では，行動を決定づける重要な因子をうまく説明できないこともありました．対象者の意見や考え方を十分に引き出すことができなかったからです．

　多属性効用理論は，価値-期待理論がベースとなっており，個人がある行動を選択する際に必要な事象をシステマティックに評価するために応用します．考えられる**効用**（utiltiy：主観的価値，重要度）を基に決定を行うための規範的理論で，選択肢のうち最も効用の高いものを選ぶべきであるとするものです．複数の選

肢から1つを選択するには，選択肢間の優劣を決める基準が必要となり，合理的な選択とは，その基準に照らして選択肢のうちで最も価値のあるものを選択することといえます．多属性効用理論では，選択肢ごとにそれぞれの属性のもつ効用値が決められます．全体の効用は個々の効用に重みをかけたものの和で表されます．

多属性効用理論は，診断的な使用も可能で，ある望ましい行動を行った人と，そうでない人の意思決定について，分析，判断を行い，そこから必要な介入を導くことにも役立ちます．

■多属性効用理論の歯科衛生への応用
（1）歯科衛生介入における意思決定に用います

歯科衛生士が対象者に行う処置，指導が受け入れられるためには，対象者にとって，どのような要素が意思決定に影響しているのかを理解する必要があります．

対象者にスケーリング・ルートプレーニング（SRP）を行う歯科衛生介入を計画した場合における，多属性効用理論の簡易的な応用を考えてみましょう．対象者に説明を行い，SRP処置を受ける場合（あるいは受けない場合）の予測される結果（**属性**）を列挙します．簡単な質問をしながら，考えられる属性について，利点と欠点を挙げていきます．続いて，重要度を検討するため，各属性に**効用**に応じて，利点には＋，欠点には－という，±3の6段階のスコアをつけて点数化を図ります．**表A-4**に例を示します．

属性や効用の判定理由について意見交換を行えば，感情的ではない意思決定の手助けとなり，行動変容を促すうえで有用になります．必ずしも点数化を行わなくても，属性を挙げていき，それぞれのメリット，デメリットを挙げていくだけでも，考えが整理されます．

たとえば，電動歯ブラシを対象者に勧めることになったとします．2種類の電動歯ブラシが取り揃えてあります．メーカー，デザイン，色など好き嫌いはなくどれでもよいということであれば，2つの選択肢に効用はないとすることができます．しかし，実際には，メーカー，デザイン，値段，歯ブラシの形状，動き，など細部にわたって人々の価値観には違いがあるものです．このようなときにも電動歯ブラシの価値を1つにまとめ，多属性効用理論で説明することができます（**表A-5**）．さて，対象者はどちらを選択するのでしょうか．

こういった場合，情報の与え方しだいでは効用に差を与えてしまうことがあり，歯科衛生士は，あくまでも客観的な意見を述べる必要があります．

私たちは日常生活において，必ずしも，すべての選択肢のあらゆる属性の効用を慎重に検討して判断を下す，というような規範的な意思決定を行っているとは限

表A-4　SRPを受ける場合

属性（判定要素）	効用（重要度）
歯周病の進行を抑える	+3
口臭が軽減する可能性	+2
術後の痛みへの不安	-1
頻繁な通院が必要	-2

表A-5　多属性効用理論で考えた電動歯ブラシの価値

	操作性	歯ブラシ形状	動き	音	デザイン
A社	◎	○	◎	×	◎
B社	○	◎	○	○	○

好ましい◎　普通○　好ましくない×

りません．むしろ，時間的な制約があってゆっくり考えていられない場合や，すべての情報を処理しきれない，あるいは情報が足りない場合もあります．

また，多属性効用理論の応用は，ある一時点での対象者の保健行動の意思決定についてさまざまな情報を与えてくれますが，個人の意思決定はダイナミックなものです．長期的には意思決定のプロセスは変化することを理解しておきましょう．

対象者に行動変容を促す指導の失敗の多くは，医療者側が，対象者の態度，価値観，心配ごとなどに対して勝手な思い込みをしてしまうことが原因と考えられます．歯科衛生士は，対象者がよく考えて判断をするための支援の技術を身につける責務があります．

(2) 口腔の健康に対する認識を調べることができます

歯科衛生士は，口腔を通じて対象者のQOL向上に関わることができます．そのためには，対象者の主観的な価値判断に基づいて健康状態や処置後の結果評価を行うことで，よりよいサービスを提供することが必要となります．主観的評価の指標として，**選好**（preference）や**効用**（utility）が用いられています．

歯石除去実習参加者を対象として，次に挙げる歯周組織の4つの状態について，どのような健康観をもっているか調べた研究があります[6]．効用値は好ましいものから好ましくないものの4段階にスコアづけをしています．

①歯と歯の間に"すきま"が少しある状態（歯間部歯肉退縮状態）
②歯肉の色が赤く腫れている状態（歯肉発赤腫脹状態）
③歯がグラグラ動く状態（歯が動く状態）
④歯肉が下がって歯の根が露出している状態（歯根露出状態）

その結果，対象者全体の選好順位として健康状態に近いと判断されたのは，
歯間部歯肉退縮状態 ＞ 歯肉発赤腫脹状態 ＞ 歯根露出状態 ＞ 歯が動く状態

の順となりました．効用値も選好順位と対応した結果を示し，「歯が動く状態」と「歯根露出状態」がより悪い状態であると評価されていました．

　しかし，実際に対象者のQOLを満たすような個々の選好や効用を1つにまとめて評価することは難しいです．たとえば歯の動揺，歯肉の出血，歯肉の腫脹がある対象者すべてが，この3種の属性に対して同じように思っていると考えることはできません．多属性効用理論は，スコアの組み合わせによって表される健康状態に対応する効用値を調べるために用いることができます．3種の属性で4段階尺度の場合，4×4×4=64通りの状態（state）があると考えられます．そのように考えると対象者のニーズは多様であるということが理解できることでしょう．しかし歯科衛生士としては，特に好ましくないものの限界（marginal）効用を知ることが重要になります．

■意思の決定にはいろいろな要因が関わっています

　物事を決めるためには，思考作業が行われます．その際の決定を導くことに影響を与えるものとして以下の4つの課題があります[7]．

（1）いかなる選択肢が存在しているのか（選択肢の設定）
（2）各選択肢がもたらす価値の大きさはどの程度か（価値の数量化と効用）
（3）価値が実現される可能性はその程度か（選択肢が真となる確率）
（4）不確実さやリスクをどのようにとらえているのか（不確実さとリスクの評価）

　専門職として対象者に可能な選択肢をすべてみせることが必要になります．対象者は，多様な価値観をもっているので医療者が選択することはできません．対象者にも自分が評価し決定できる能力が必要です．歯科的な知識の少ない人や認知障害のある人にとっては，自己決定を行うのは難しいことです．私たちが何かを決定するときは，いままでの経験知からでしか思考することはできません．医療情報が過多の状況において，対象者に総合的な判断を求めるのは難しいといえます．そこで専門家としての，対象者のニーズに合った適切なアドバイスが望まれることになります．実際に行われたときのリスク（その手技を選択したときの成功率）や不確実性（医療者の熟練度，医療技術としての予知性，エビデンスの有無）などから，対象者の健康に寄与できる確率も考える必要があります．

4．プリシード/プロシードモデル（PRECEDE-PROCEED Model，MIDORIモデル）

　先進国では生活習慣病などの慢性疾患の問題が大きくなっています．それを背景に，健康問題の解決ではなく，保健行動を日常生活のなかに位置づけ，健康教育の最終目標をQOLにおいたヘルスプロモーション（健康増進）を，地域で具体

に実践していくための総合的な健康教育モデルとして開発されたのが，**プリシード / プロシードモデル**です．

このモデルの**プリシード**では，住民のニーズを把握する社会診断から始まり，疫学診断，行動診断教育・組織診断，運営・政策診断と進み，設定したテーマに関して地域全体を包括的に診断していきます．

プロシードでは計画実施から経過評価，影響評価，結果評価と進めていきます．すなわち，企画―実施―評価という一連の段階で行われます．

日本では，このモデルの提唱者であるグリーンの名前から**MIDORI（みどり）モデル**とよばれ，Mutually Involved Development & Organization of Research for Intervention（相互の参画による展開と組織化を可能にする介入方法）という意味をもたせてあります[8]．

■ **プリシード / プロシードモデルと保健行動**

不足する因子を明らかにし，それらを充足する取り組みを検討することにより，ヘルスプロモーションの5つの戦術（健康的な公共政策づくり，健康を支援する環境づくり，地域活動の強化，個人技術の開発，ヘルスサービスの方向転換）を網羅した展開が可能となっています．

このモデルでは，健康教育をはたらきかけの技術とみなし，QOLに目標をおいたはたらきかけの方法について体系的に論じています．保健行動に影響を及ぼす因子は第4段階の教育・組織診断における**準備**，**強化**，**実現**の3つに分けられます．

(1) 準備因子

おもに行動への動機づけに関連する因子で，対象者（個人）や対象集団のもつ知識，態度，信念，価値観，認識，自己効力感が含まれます．人の価値観，態度や認識は，生育のなかで獲得されたものであるため，高齢者になったときのQOLの向上や8020運動を達成するには，若年者からの健康教育の必要性があります．対象者が歯科的な正しい知識をもっているか，興味深いことは何か，ニーズは何かなど歯科衛生士として把握することが必要です．

(2) 強化因子

保健行動のあとで対象者が感じる心地よさや達成感，さらには周囲の人々から受けるフィードバックのことで，これにより行動の継続が左右されます．行動をとった後で周囲から励ましや賞賛を受ければ，行動が強化され，その人のライフスタイルを作り出すことになります．しかし，逆に行動をとったことで周囲の人から負の評価を受けとれば，継続した行動が起こしにくくなります．

表 A-6　自己管理スキルの質問項目[10]

1. 何かをしようとするときには，十分に調べる
2. 難しいことをするときに，できないかもしれないと考えてしまう
3. 失敗をしても，どこが悪かったかを反省しない
4. 何かを実行するときには，自分なりの計画を立てる
5. 失敗すると次回もダメだろうと考える
6. 作業しやすい環境を作ることが苦手だ
7. 困ったときには，まず何が問題かをはっきりさせる
8. しなくてはならないことよりも，楽しいことを先にしてしまう
9. 何をしたらよいか考えないまま，行動をはじめてしまう
10. 自分ならできるはずだ，と心の中で自分を励ます

得点：あてはまる＝4，ややあてはまる＝3，あまりあてはまらない＝2，あてはまらない＝1

（3）実現因子

行動変容や環境変化を可能にする技能や資源がすべて含まれます．

歯磨きができるような環境が整っていない学校や会社では，昼休みの歯磨きは定着しません．また，保健行動を起こすためには技能も必要です．高齢者に電動歯ブラシを勧めても操作法が煩雑では効果を期待することはできません．障害者施設の入所者にとっても電動歯ブラシは効率的ですが，スイッチ操作や本体の重さ，金額的なことも含め考慮する必要性があります．

■プリシード／プロシードモデルの歯科衛生への応用

具体的応用として，質問票を使用し，分析結果から得られた保健行動の現状とそれを取り巻く環境・準備・強化・実現因子の情報を判断材料として目指す QOL を確認します[9]（**図 A-2**）．そして，改善すべき保健行動に優先順位をつけ選択していきます．現状をどれだけ改善すれば目標を達成できるかを環境・準備・実現因子の情報と対象者，関係者の意見を参考にして決定していきます．診療室における個別の対象者への応用としては，モデルを部分的に問診票に取り入れ，アセスメントの段階で使用し，介入後の状態と比較して評価することも試みられています．

このように歯科衛生士は対象者の QOL に視点をおいたサポートを考慮します．

5. 自己管理スキル

行動遂行能力と関係する新しい概念です[10]．心理学的要因である自己管理スキルの高い人ほど，行わなければならない行動の遂行状況がよいとされており，10項目からなる尺度で調べることができます（**表 A-6**）．プリシード／プロシードモデルをベースに考えると，自己管理スキルは準備因子に分類され，歯科保健指導においても自己管理スキルに配慮したアプローチが応用できる可能性があります．

Appendices

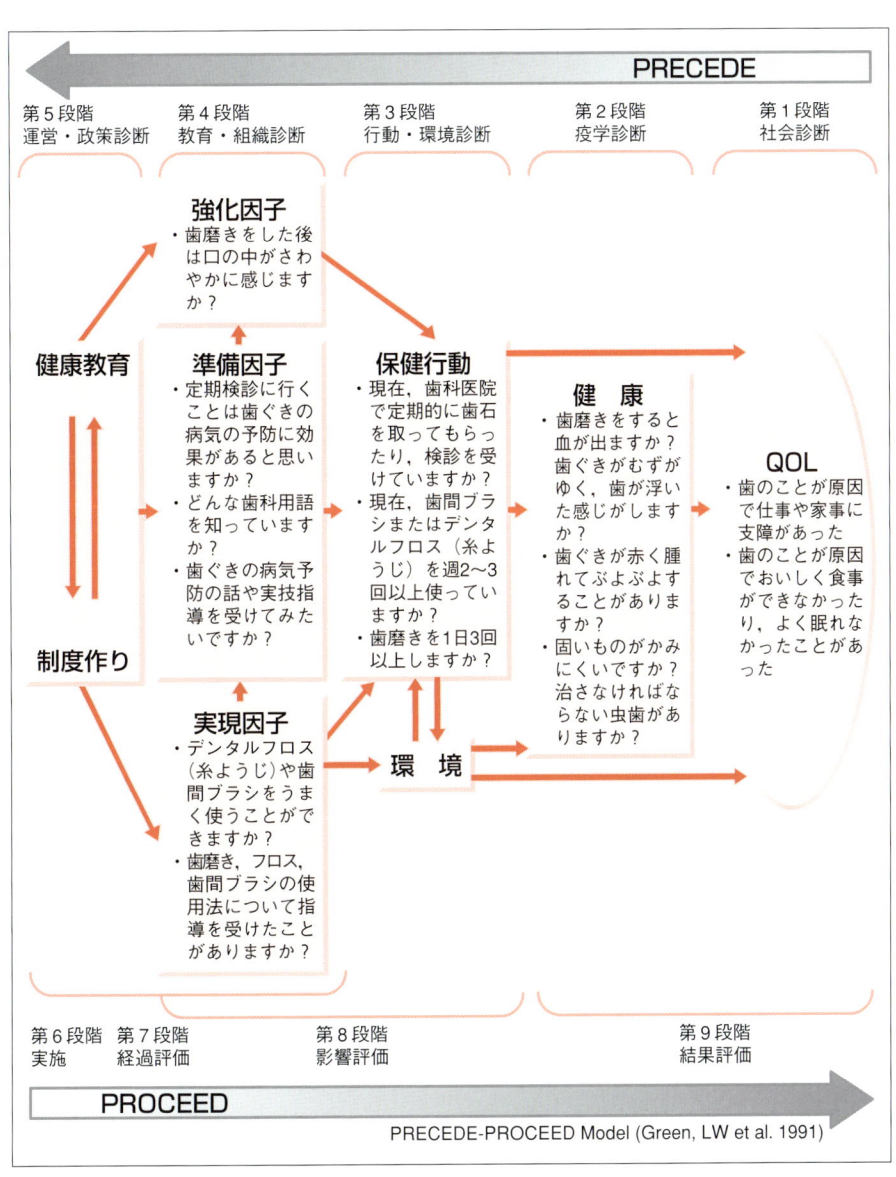

```
                                                                PRECEDE
    ←─────────────────────────────────────────────────────────────

     第5段階        第4段階         第3段階       第2段階      第1段階
     運営・政策診断   教育・組織診断    行動・環境診断  疫学診断     社会診断
```

- **健康教育**
- **制度作り**

強化因子
- 歯磨きをした後は口の中がさわやかに感じますか？

準備因子
- 定期検診に行くことは歯ぐきの病気の予防に効果があると思いますか？
- どんな歯科用語を知っていますか？
- 歯ぐきの病気予防の話や実技指導を受けてみたいですか？

実現因子
- デンタルフロス（糸ようじ）や歯間ブラシをうまく使うことができますか？
- 歯磨き，フロス，歯間ブラシの使用法について指導を受けたことがありますか？

保健行動
- 現在，歯科医院で定期的に歯石を取ってもらったり，検診を受けていますか？
- 現在，歯間ブラシまたはデンタルフロス（糸ようじ）を週2～3回以上使っていますか？
- 歯磨きを1日3回以上しますか？

健　康
- 歯磨きをすると血が出ますか？
- 歯ぐきがむずがゆく，歯が浮いた感じがしますか？
- 歯ぐきが赤く腫れてぶよぶよすることがありますか？
- 固いものがかみにくいですか？治さなければならない虫歯がありますか？

環　境

QOL
- 歯のことが原因で仕事や家事に支障があった
- 歯のことが原因でおいしく食事ができなかったり，よく眠れなかったことがあった

```
  第6段階 第7段階      第8段階              第9段階
  実施   経過評価     影響評価             結果評価

    ─────────────────────────────────────────────→
                    PROCEED
                          PRECEDE-PROCEED Model (Green, LW et al. 1991)
```

図 A-2　MIDORI モデルに基づくアンケートの概要[9]

Appendix ❷　歯科衛生ヒューマンニーズ・アセスメント用紙

歯科衛生ヒューマンニーズ・アセスメント用紙

(Darby and Walsh, 2000；VCC Dental Hygiene Care Plan 07/03/02 を改変)

アセスメント（下記の8つのヒューマンニーズに関して，存在する徴候・症状をチェックすることにより，問題の存在を明らかにする）

（ヒューマンニーズ＝問題・状態）

1. **顔や口腔に関する全体的なイメージ**
   次の項目に関して不安・不満をもっている
   - ☐ 歯
   - ☐ 歯肉
   - ☐ 顔貌
   - ☐ 口臭
   - ☐ その他_____

2. **健康上のリスクに対する防御**
   - ☐ すみやかに他の専門職に紹介する必要性
   - ☐ 緊急処置の必要性
   - ☐ 血圧，その他バイタルサインの異常
   - ☐ 抗菌薬の前投薬
   - ☐ 抗凝固薬などの服用
   - ☐ 摂食・嚥下障害
   - ☐ その他_____

3. **生物学的に安定した歯，歯列**
   - ☐ 咀嚼が困難
   - ☐ 不適合修復物・補綴物
   - ☐ 外傷
   - ☐ 磨耗，咬耗，侵蝕
   - ☐ 歯の欠損
   - ☐ う蝕（C₂以上）
   - ☐ 咬合性外傷・動揺（2度以上）
   - ☐ その他_____

4. **頭頸部の皮膚，粘膜の安定**
   - ☐ 口腔外の病変
   - ☐ 歯肉歯槽粘膜の問題（付着歯肉，小帯その他）

- ☐ 口腔乾燥
- ☐ プロービングデプス 4 mm 以上の歯周ポケット
- ☐ 歯肉の発赤，腫脹
- ☐ プロービング時の出血
- ☐ その他_____

5. 頭頸部の疼痛からの解放
    - ☐ 口腔内外の疼痛，知覚の異常
    - ☐ その他_____

6. 不安やストレスからの解放

    下記について不安を訴えたり，示したりする
    - ☐ 歯科医師や歯科衛生士との対応
    - ☐ プライバシー
    - ☐ 料金，以前の歯科受診の経験
    - ☐ 歯科材料，エックス線
    - ☐ 感染予防
    - ☐ その他_____

7. 口腔の健康に関する責任
    - ☐ 不適切な口腔の保健行動
    - ☐ プラーク，歯石の存在
    - ☐ 口腔衛生に関する不十分な保護者の監督
    - ☐ 過去 2 年間，歯科を受診していない
    - ☐ その他_____

8. 概念化と理解
    - ☐ 口腔疾患について関心が低い
    - ☐ 知識，認識に問題
    - ☐ 歯科衛生ケアやセルフケアについて関心が低い
    - ☐ その他_____

宮城高等歯科衛生士学院

Appendix ③ 歯科衛生ヒューマンニーズ概念モデルに基づいた歯科衛生診断文の記述[11]

歯科衛生診断に関する考え方や，診断文の様式にはいくつかの種類があります．「病因・原因」を「〜に関連した」という用語で，「問題・状態」とつないで記載する歯科衛生診断（歯科衛生プロセスモデル）には欠点があります．それは，重要な「症状・徴候」の記載が欠落していることです．

病気や問題を特徴付ける症状・徴候（診断指標）の記載は，問題の存在の根拠となり，症状・徴候の変化によって，歯科衛生介入（ケア）の結果の評価を行うことができます．

下記はヒューマンニーズ概念モデルを取り入れ，症状・徴候の記載を含めた歯科衛生診断の考え方です．

完全な歯科衛生診断文		
〜によって示される： （診断指標：症状・徴候） ↓ 問題が存在することの根拠となる症状・徴候を明らかにする ↓ 歯科衛生介入の結果の評価に使用	〜に関連した：（病因・原因） ↓ ヒューマンニーズに寄与している因子を明らかにする ↓ 歯科衛生介入の決定に使用	診断：（ヒューマンニーズ：問題・状態） ↓ 歯科衛生ケアに関連したヒューマンニーズを明らかにする ↓ 目標の設定に使用

症例シナリオ

　Sさん，51歳，男性，は歯科医院に来院した．過去7年間，歯科を受診していない．来院するとすぐに「歯の治療は恐ろしくて，本当は来たくはなかった．でも，家内がどうしても歯科にかかるように強く言うので，今日はしかたなく来た」と述べた．3カ月前に心臓バイパス手術を受けたとのこと．口腔内診査によると，歯周ポケットは全顎的に5〜7 mm であり，多くの部位にプロービング時の出血を認めた．マージン部および乳頭部歯肉には発赤を認めた．歯肉が退縮している部位も認められる．臼歯部歯肉には浮腫性の腫脹がみられ，スティップリングは消失し，下顎小臼歯部の頰側には十分な幅の付着歯肉が認められない．歯肉縁上，縁下歯石の沈着があり，歯科医師は中等度の慢性歯周炎と診断した．う蝕は7カ所認められた．問診によると，1日2回ブラッシングをしているとのことであるが，全顎的にプラークの沈着を認める．自分では口腔の健康には問題がないと感じている．

Sさんに関する歯科衛生診断の記載例

<具体的な作業>
1. ヒューマンニーズのうち，どの部分に問題があるか，「ヒューマンニーズ・アセスメント用紙」記載の「症状・徴候」の項目をチェックしていく．
2. 満たされていないヒューマンニーズの病因，原因を考える．

～によって示される：症状・徴候	～に関連した：病因・原因	ヒューマンニーズ：（8つのヒューマンニーズから選択）
過去6カ月以内の心臓バイパス手術の既往	6カ月以内のバイパス手術，心内膜炎のリスク	健康上のリスクに対する防御
7本のう蝕，歯の欠損	細菌性プラークの沈着	生物学的に安定した歯，歯列
プロービングデプス5～7mm，臼歯部歯肉における炎症	細菌性プラークの沈着	頭頸部の皮膚，粘膜の安定
歯科治療に対して恐怖感があると述べている	過去の歯科治療におけるネガティブな体験	不安やストレスからの解放
不十分な口腔健康に関する行動	プラークコントロールの技術に関する知識不足　手の運動制限	口腔の健康に関する責任
口腔の健康には満足，口腔内の病気には気づいていない	健康状態，疾病過程，そして歯周病と心臓病の関係に関する知識不足	概念化と理解

完全な歯科衛生診断文の一例
「プロービングデプス5～7 mm，臼歯部歯肉における炎症」によって示される「細菌性プラークの沈着」に関連した「頭頸部の皮膚，粘膜の安定」のニーズ

Appendix 4 症例展開

歯科衛生ケアプロセス　症例

対象者　K さん　57 歳　男性

概　要

　K さんは大手企業に勤める会社員である．1 カ月前から食事の際，奥歯に違和感があるとのこと．何もしていないと歯に痛みはない．健康面で特に気になる点はなく服薬もない．しかし，仕事上接待や会議などで食事の時間が不規則であり，また帰宅が深夜近くになることも多く，疲れとストレスがたまっている．「最近起床時に口のなかがねばねばするような気がする．歯磨きのとき，歯肉からの出血もある．また，口臭が気になる」とのこと．「歯周病は歯ぐきの病気で歯が抜けてしまうと聞いたが，出血は歯周病の症状なのか」と心配している．タバコは以前吸っていたが，7 年前にやめたとのこと．

所　見

　K さんの全身的既往歴は特記事項がない．問診によると歯科受診は 5 年前で，そのときは臼歯部の欠損部の補綴治療（|⑤6⑦ ）を行った．治療期間中に簡単なブラッシング指導やスケーリング処置も受けている．

　口腔外診査では特記事項は認められない．口腔内診査では C_2 程度のカリエスが数歯認められ，下顎前歯部に，歯石が沈着している．全顎的に浮腫性の腫脹が乳頭部歯肉に存在し，ほとんどの部位よりプロービング時の出血（BOP）を認めた．GI は 2 の部位が多く，PD 値が全顎的に 4〜6 mm であった．

　エックス線所見では，特に臼歯部で歯根長 1/3 を超える水平性の骨吸収が認められた．

　オレリーの PCR スコアは 74％ と高く，ブラッシング方法を確認すると，歯ブラシは軟毛でヘッドは大きく，1 分程度の横磨きで，起床時と寝る前の 2 回のみであった．補助用具の使用はなく，歯磨剤は使用しているがフッ化物配合のものかどうかわからないとのこと．

　この症例に対し，歯科衛生ケアプロセスの展開例を示します（図 A-3, 4）．この展開例では，対象者の「心理・社会・行動面」のアセスメントとして，**口腔関連 QOL の歯科衛生モデル（OHRQL）** に基づく質問紙を使用し，歯科衛生診断は，**歯科衛生プロセスモデル**を使用しています．

歯科衛生ケアプロセス（アセスメント・歯科衛生診断）

指導者印

対象者名　K
担当DH　三浦　○子

年齢　57　性別　男性
初診日　平成25年3月22日（金）

アセスメント

情報 S：主観的情報（対象者の言葉による） O：客観的情報（観察・測定による）	解釈・分析
<全身既往歴> 特記事項なし　服薬なし <歯科的既往歴> 5年前補綴処置のため受診。そのとき全顎のスケーリングおよび口腔清掃指導を受けている。	・5年ほど歯科受診していない。口腔の健康に対する積極的な姿勢は感じられない ・咬合時の違和感があるが、口腔内所見、エックス線検査では、カリエスや根尖病巣が原因とは考えにくい。骨吸収が認められることから歯周組織の詳細な診査が必要と思われる（歯科医師に確認）
S：歯に痛みはないが、咬むと違和感がある（主訴） S：人と話す時、口臭が気になる S：起床時、口の中がねばねばするような気がする S：歯磨きのときに出血する S：出血が歯周病の症状なのか、少し心配している <心理・社会・行動面> OHRQL尺度使用 「食事・咀嚼」「社会的機能」「心理的機能」のOHRQLスコアが高いが、他人に比べて自分の口腔、全身の健康状態は普通であると認識	・また、OHRQLの「食事・咀嚼」のスコアが高いことから咬合痛が現在のQOLに影響している ・出血と歯周病との関連を心配していることから、健康を高める余地はありそう
<歯> O：C₂程度のカリエスが散在数カ所 <歯周組織>（非喫煙者である） O：下顎前歯部舌側に歯肉縁上歯石の沈着あり O：全顎的に浮腫性腫脹が乳頭部歯肉に認められる（GI＝2の部位が多い） O：BOP（＋）の部位がほとんど O：PD値－4～6mm <口腔清掃> O：PCR－74％ O：ブラッシング回数－起床・就寝時の2回　軟毛の歯ブラシ使用 O：口臭の程度：30cmの位置で感じる <栄養> S：食事は不規則になりがち 　ややだ　気味の印象 <エックス線診査> O：白歯部で水平性の骨吸収が認められる	・口臭は気にしているが、出血や歯石などの原因と関連について理解が不足している様子 ・口臭の問題はOHRQLの「社会的機能」「心理的機能」のスコアにも反映されているので、改善が必要と思われる ・ただし、OHRQLの「健康認識」からすると、自身の健康状態についてのさらなる理解を促す必要があると思われる ・PCRからすると、適切なブラッシング方法で行われていないのではないか、軟毛の歯ブラシを選択している理由について、再確認が必要 ・カリエスは少ないが、糖分摂取、間食についてさらに確認が必要

歯科衛生診断

歯科衛生診断文 （病因・寄与する因子 に関連した 問題・状態）
1. プラーク沈着に関連した歯肉の炎症 2. 口腔清掃の知識不足に関連した口臭

図A-3　歯科衛生ケアプロセスの展開例（アセスメント〜歯科衛生診断）

歯科衛生ケアプロセス（計画立案・実施・評価）
―歯科衛生ケアプラン―

対象者名 K 三浦 ○子
担当DH　　　　　　　　　　年齢 57　性別 男性
　　　　　　　　　　　　　初診日 平成25年 3月 22日（金）

指導者印

歯科衛生診断				計画立案		実施・評価	
歯科衛生診断文	立案月日	優先順位	目標	歯科衛生介入	期待される結果	実施内容と評価	
1 プラーク沈着に関連した歯肉の炎症	H17 3/24	1	歯周組織の炎症が軽減する	①プラーク沈着部位を確認してもらい、プラークコントロールの重要性について説明する ②現在のブラッシング方法を明らかにし、適切な歯ブラシの選択とスクラビング法について説明、デモを行う ③歯肉縁上のスケーリング ④歯肉縁下のSRP ⑤セルフケアとプロフェッショナルケアについて説明する ⑥2カ月後に再評価し、歯科医師と協議	プラークコントロールの意義を理解し、口腔内にあった歯ブラシを使用し、1日3回正しい方法でブラッシングを行う（2週間以内） PCRが74%から40%以下に減少する（2週間以内） BOP（+）の部位が1/3に減少する（4週間以内） PDが3mm以内になる（2カ月以内） 咀嚼時の違和感が消失し、食事を楽しめる（2カ月以内）	（実施） 別紙業務記録を参照 （実施後の評価） 4/6 スクラビング法によるブラッシングの習慣が確立（全面的達成） PCRスコア74%から50%に減少（部分的達成）→TBIを継続 4/20 BOP(+)の部位が1/2に減少 5/26 PD4mm以上の部位が限局的に残存 咀嚼時の違和感は軽減したが、とさどき気になる（部分的達成）→歯科医師と協議し、歯周基本治療の継続あるいは歯周外科を検討する	
2 口腔清掃の知識不足に関連した口臭		2	口臭が軽減する	①口臭の原因と口腔清掃の意義について説明する ②舌ブラシ、洗口剤を使用したホームケアについて説明する（その他、目標1に対するが入） ③PMTC ④2カ月後に口臭を再評価	口臭の原因を述べる（1週間以内） 舌ブラシ、洗口剤を使用する（1日1回、まず1週間） 定期的な受診の重要性について理解する（4週間以内） 口臭が軽減（15cmで感じる）し、意識せずに会話ができる（2カ月以内）	5/26 口臭が軽減（15cmでわすかに感じる）。人と楽しく会話できるようになった（全面的達成） 口腔関連QOLを再評価	

図A-4 歯科衛生ケアプロセスの展開例（計画立案～評価）

謝　辞

　稿を終えるにあたり東京歯科大学歯科衛生士専門学校，千葉県立衛生短期大学歯科衛生学科，宮城高等歯科衛生士学院の各位に深謝します．
　歯科衛生ケアプロセスの教育と実践について多くの示唆を与えていただいた State University of New York, Farmingdale 校歯科衛生学科長 Laura Mueller-Joseph 博士，Old Dominion University 歯科衛生学科 Michele L. Darby 教授に御礼申し上げます．

文献

第1章
<引用文献>

1) Mueller-Joseph L, Petersen M : Dental hygiene process : Diagnosis and care planning. Delmar Publishers, Albany, 1995, 1-16.
2) Wilkins EM : Clinical practice of the dental hygienist. 9th ed. Lippincott Williams & Wilkins, Philadelphia, 2004.
3) Walsh MM : Theory development in dental hygiene. *Probe*, 25 : 12-18, 1991.
4) Deck S, Nielson-Thompson N, Walsh M : The ADHA framework for theory development. A white paper requested by the 1992 House of Delegates. *J Dent Hyg*, 67 : 163, 1993.
5) Daniels R : Nursing fundamentals : Caring & clinical decision making. Thomson Delmar Learning, Clifton Park, 2003.
6) Harkreader H, Hogan MA : Fundamentals of nursing : Caring and clinical judgment. 2nd ed. Elsevier Science, St. Louis, 2004.
7) Ross-Kerr JC, Wood JW : Canadian fundamentals of nursing. 2nd ed. Mosby, Toronto, 2001.
8) Weed LL : Medical records, medical education, and patient care. The problem-oriented record as a basic tool. Cleveland, OH : Case Western Reserve University, 1969.（アクセス日 2006.1.5. http : //bmj.bmjjournals.com/）
9) Weed LL : The problem oriented record as a basic tool in medical education, patient care and clinical research. *Ann Clin Res*, 3 : 13-14, 1971.
10) Wilkins EM : Clinical practice of the dental hygienist. 3rd ed. Lea and Febiger, London, 1971.
11) Darby ML, Walsh MM : Dental hygiene theory and practice. 2nd ed. WB Saunders, St.Louis, 2003, 28.
12) Dental hygiene : Focus on advancing the profession. American Dental Hygienists' Association, 2005.（アクセス日 2005.7.30. http://www.adha.org/downloads/ADHA Focus Report.pdf.）
13) Woodall IR ed : Comprehensive dental hygiene care. CV Mosby, St. Louis, 1980.
14) Woodall IR ed : Comprehensive dental hygiene care. 4th ed. Mosby-Year Book, St. Louis, 1993.
15) Woodall IR : Commentary : We need to view ourselves differently before changes can occur in hygiene. *RDH*, 12 : 68, 1992.
16) American Dental Hygienists' Association's Standards of applied dental hygiene practice. 1985. CSEP Library, 2004.（アクセス日 2005.11.12. http : //www.iit.edu/departments/csep/codes/）
17) Yura H, Walsh MB : The nursing process. 5th ed. Appleton & Lange, Norwalk, 1988.
18) Darby ML : Theory development and basic research in dental hygiene : Review of the literature and recommendations. American Dental Hygienists' Association, Chicago, 1990.
19) Amer SB : The practice of dental hygiene in Canada : Description, guidelines and recommendations. Report of the working group on the practice of dental hygiene-Part One. Ottawa. Minister of National Health and Welfare Canada. 1988.
20) Amer SB : The practice of dental hygiene in Canada : Clinical practice standards for dental hygienists in Canada. Report of the working group on the practice of dental hygiene-Part Two. Ottawa. Minister of National Health and Welfare Canada. 1988.
21) Canadian Dental Hygienists Association. Symposium on clinical dental hygiene : Directions for research, teaching and evaluation. Proceedings of the symposium on clinical dental hygiene. University of Alberta, Edmonton, Directions for research, part 1. *Probe*, 24 : 162-185, 1990.
22) Canadian Dental Hygienists Association. Symposium on clinical dental hygiene : Directions for research, teaching and evaluation. Proceedings of the symposium on

文献

clinical dental hygiene : University of Alberta, Edmonton. Directions for Research, part 2. *Probe*, 25：12-27, 1991.
23) Dental hygiene : Definition, scope and practice standards. Canadian Dental Hygienists' Association, 2002.（アクセス日 2004.11.4. http：//www.cdha.ca/）

<参考文献>
・江川隆子：事例で学ぶ看護過程．照林社，東京，1996.
・佐藤陽子，齋藤　淳：歯科衛生臨床のスタンダード：歯科衛生ケアプロセスに基づいたアプローチ．歯科衛生士，29：23-40, 2005.
・Darby ML, Walsh MM：Dental hygiene theory and practice. WB Saunders, Philadelphia, 1995.

第2章

<引用文献>
1) ロバート C. スミス（山本和利　監訳）：エビデンスに基づいた患者中心の医療面接．診断と治療，東京，2003，295.
2) R. アルファロールフィーヴァ（江本愛子　監訳）：基本から学ぶ看護過程と看護診断 第5版．医学書院，東京，2005，48-50.
3) 藤村龍子：授業研究，成人看護学における看護診断．看護教育，33：24, 1992.
4) DM ブルーネット（石川達也，下野正基　監訳）：クリティカルに考える（Critical Thinking）．クインテッセンス出版，東京，2001.
5) ニール M. ブラウンほか（森平慶司　訳）：質問力を鍛えるクリティカル・シンキング練習帳．PHP 研究所，東京，2004，229-230.
6) Mueller‐Joseph L, Petersen M：Dental hygiene process：Diagnosis and care planning. Delmar Publishers, Albany, 1995.
7) Dental hygiene diagnosis position paper. American Dental Hygienists' Association. 2005, 1‐3.（アクセス日 2005.11.23. http：//www.adha.org/downloads/DHDx position paper.pdf）
8) 松木光子：看護診断・実践・評価の実際―看護実践の系統的アプローチ．南江堂，東京，2004.
9) Miller SS：Dental hygiene diagnoses. *RDH*, 2：46-54, 1982.
10) Wilkins EM：Clinical practice of the dental hygienist. 9th ed. Lippincott Williams & Wilkins, Philadelphia, 2004.
11) Darby ML, Walsh MM：Dental hygiene theory and practice. 2nd ed. WB Saunders, St. Louis, 2003.
12) 佐藤陽子ほか：歯科衛生ケアプロセスに基づいた高齢者への歯科衛生臨床．（渡邉　誠ほか監著）．歯科衛生士のための高齢者歯科学．永末書店，京都，167-174, 2005.
13) 佐藤陽子，齋藤　淳：初の3年制教育卒業生．デンタルハイジーン，24：1188‐1191, 2004.
14) 佐藤陽子ほか：口腔保健学における歯科衛生ケアプロセスの教育に関する研究．日歯教誌，21：250-259, 2005.
15) Deck S, Nielson-Thompson N, Walsh M：The ADHA framework for theory development. A white paper requested by the 1992 House of Delegates. *J Dent Hyg*, 67：166, 1993.
16) 石井俊文ほか：新歯科衛生士教本　口腔衛生学・歯科衛生統計（全国歯科衛生士教育協議会　編修）．医歯薬出版，東京，1992，122-123.
17) 歯科衛生士が行う要介護者への「専門的口腔ケア」―実践ガイドライン―．日本歯科衛生士会，1999，12-13.
18) 三浦亜依ほか：3年制教育の取り組み―模擬患者実習について―．全国歯科衛生士教育協議会歯科衛生士専任教員秋期学術研修会報告集：20-26, 2003.
19) 足立三枝子：業務記録．最新歯科衛生士教本 口腔保健管理（全国歯科衛生士教育協議会　監修）．医歯薬出版，東京，2003，152-166.
20) 松田裕子：高齢者への歯科保健指導の実際と留意点．最新歯科衛生士教本 高齢者歯科（全国歯科衛生士教育協議会　監修）．医歯薬出版，東京，2003，83-91.

21) 中川律子ほか：口腔ケアプランの作成．歯科衛生士学校養成所指定規則改正に伴う「特定コース」研修テキスト．日本歯科衛生士会，2005，79-80．
22) Competencies for entry into the profession of dental hygiene. American Dental Education Association, *J Dent Educ*, 68：745-749, 2004.
23) American Dental Hygienists' Association Standards for Clinical Dental Hygiene Practice. 2008. （アクセス日 2013.10.22. http：//www.adha.org/resources-docs/7261_Standards_Clinical_Practice.pdf）
24) American Dental Association Commission on Dental Accreditation. Accreditation standards for dental hygiene education programs. Chicago, IL, 2013.
25) Dental Hygiene：Definition, scope and practice standards. Canadian Dental Hygienists' Association, 2002. （アクセス日 2004.11.5. http：//www.cdha.ca/）
26) Scope of Practice Statement. College of Dental Hygienists of British Columbia, 2013. （アクセス日 2013.10.22. http：//www.cdhbc.com/ ）
27) News from Oregon（Governmental Affairs），American Dental Hygienists' Association, 2005. （アクセス日 2005.6.21. http：//www.adha.org/governmental affairs/index.html）
28) Oregon Board of Dentistry, Division 35, Dental Hygiene, 818－035－0010, 2005. （アクセス日 2005. 6.27. http：//arcweb.sos.state.or.us/ules/OARS_800/OAR818/818035. html. http：//www.oregon.gov/Dentistry/pdf/RDHRuleChanges20105.pdf）
29) Preliminary ADHP curriculum framework, Jun. 6, 2005. American Dental Hygienists' Association. （アクセス日 2005.11.3. http：//www.adha.org/downloads/ ADHP_curriculum_framework.pdf）
30) Residential care registration, College of Dental Hygienists of British Columbia. （アクセス日 2006.6.6. http：//www.cdhbc.com/registration/registration residential-care.php）
31) Wiener M, Mehrabian A：Language within language：Immediacy, a channel in verbal communication. Appleton-Century-Crofts, New York, 1968, 162.
32) 保坂　誠ほか：歯科臨床におけるヘルスカウンセリング―感覚を用いた表現―．ヘルスカウンセリング年報，5：93-96，1999．
33) 保坂　誠：歯科医院におけるコミュニケーション．東京都歯科医師会雑誌，53：57－64，2005．
34) 宗像恒次ほか編：保健医療行動科学事典．メヂカルフレンド社，東京，2000．
35) 杉崎正志ほか編：よりよいエビデンスを求めて．永末書店，京都，2001，89-101．
36) Leavell H, Clark E：Preventive medicine for the doctor in his community. McGraw-Hill, New York, 1965.
37) Harfst SA, Vick VC：Oral risk assessment and intervention planning. Dental Hygiene（Daniel SJ, Harfst SA ed.）. Mosby. St. Louis, 2004, 486-493.
38) Douglas CW：Risk assessment in dentistry. *J Dent Educ*, 62：756-761, 1998.
39) 宗像恒次 監修：改訂版 歯科衛生士のためのヘルスカウンセリング．クインテッセンス，東京，2006．
40) 宗像恒次：最新 行動科学から見た健康と病気．メヂカルフレンド社，東京，1996，93-94．
41) 長谷川浩，宗像恒次編：行動科学と医療．弘文堂，東京，1991，14-16．
42) Rosenstock I et al.：Social learning theory and the health belief model. *Health Education Quarterly*, 15：75-183, 1988.
43) Rotter JB：Generalized expectancies for internal versus external control of reinforcement. *Psychological Monograph*, 80：1-28, 1966.
44) Carter W：Psychology and decision making model：Modeling health behavior with multiattribute utility theory. *J Dent Educ*, 56：800-807, 1992.
45) ローレンス W. グリーンほか：ヘルスプロモーション PRECEDE-PROCEED モデルによる活動の展開．医学書院，東京，1998．
46) 吉田　亨：プリシード／プロシードモデル．保健の科学，34：870-875，1992．

47) 藤好未陶ほか：小学生のブラッシングと心理学的要因との関連性―ブラッシングに関する行動・知識・意識が歯肉縁や歯垢付着状況に与える影響―．口腔衛生会誌，55：3-14，2005．
48) Darby ML, Walsh MM：Application of the human needs conceptual model to dental hygiene practice. J Dent Hyg, 74：230-237, 2000.
49) Williams K-B et al.：Oral health-related quality of life：A model for dental hygiene. J Dent Hyg, 72：19-26, 1998.
50) Calley KH et al.：A proposed client self-care commitment model. J Dent Hyg, 74：24-35, 2000.
51) マズロー AH（小口忠彦 監訳）：改訂新版 人間性の心理学．産業能率大学出版，東京，1987．
52) 江藤文夫：高齢者QOLとリハビリテーション．（福地義之助ほか編）．新版高齢者ケアマニュアル．照林社，東京，2004，264．
53) Inglehart MR et al. ed：Oral health - related quality of life. Quintessence Publishing, Chicago, 2002.
54) Keselyak NT, Gadbury-Amyot CC：Application of an oral health-related quality of life model to the dental hygiene curriculum. J Dent Educ, 65：253-261, 2001.
55) Oral Health in America. A report of the Surgeon's General. US Department of Health and Human Services.（アクセス日 2005.11.8. http：//www.surgeongeneral.gov/library/oralhealth/）
56) Healthy People 2010. Office of Disease Prevention and Health Promotion, US Department of Health and Human Services.（アクセス日 2005.11.14. http：//www.healthypeople.go/）
57) Gadbury-Amyot CC et al.：Validity and reliability of the oral health-related quality of life instrument for dental hygiene. J Dent Hyg, 73：126-134, 1999.
58) Jönsson B et al.：Improved compliance and self-care in patients with periodontitis ― a randomized control trial. Int J Dent Hygiene, 4：77-83, 2006.
59) Fitch P：Cultural competence and dental hygiene care delivery：Integrating cultural care into the dental hygiene process of care. J Dent Hyg, 78：11-21, 2004.
60) American Dental Hygienists' Association. Code of ethics, Chicago, 1995.
61) 才藤栄一：摂食・嚥下のリハビリテーション．リハビリテーション医学白書，医学書院，東京，2003，219-227．
62) 花田信弘：口腔保健の新たな展望：J Natl Inst Public Health, 52：1-2：2003.
63) 歯科衛生士が行う要介護者への「専門的口腔ケア」―実践ガイドライン（改定）―平成15年3月．日本歯科衛生士会，2003，10．
64) ローン・ショー，ASブリンクホーン（岡田昭五郎 監修）：オーラルヘルスプロモーション．口腔保健協会，東京，1994，21．
65) ELデシ（安藤延男ら訳）：内発的動機づけ―実験社会心理学的アプローチ―，誠信書房，東京，1987，104-142．
66) 松岡 緑：意図的行動としてのセルフケア．教育と医学，48：2-3，2000．
67) Suggested fee guide for dental hygienists. Ontario Dental Hygienists' Association, 2004, 9.（アクセス日 2006.1.6. http：//www.odha.on.ca/PDFs/FeeGuide.pdf）
68) 歯周病の診断と治療のガイドライン．日本歯科医師会，1996，15．
69) Melzer L：The dental hygienist's role in patient home - care motivation. Access (Special Supplemental Issue)：1-12, 1999.
70) Accreditation requirements for dental hygiene programs. Commission on Dental Accreditation of Canada, 2004.（アクセス日 2005.11.16. http：//www.cda-adc.ca/files/cda/cdac/accreditation/dh）

＜参考文献＞
・梅村長生ほか編：望まれる歯科診療録の書き方―POMRの実践をめざして―．日本歯科医師会雑誌，55：4，2003．
・江川隆子：江川隆子のかみくだき看護診断．第3版．日総研出版，名古屋，2004．
・小田正枝 編：看護過程がよくわかる本 看護理論を実践に活かす．照林社，東京，2002．

- 黒江ゆり子：慢性疾患におけるアドヒアランス　－コンプライアンスからアドヒアランスへ－．看護技術，48：72-80，2002．
- 黒田裕子：わかりやすい看護過程．照林社，東京，1994．
- 個人情報保護事例集作成臨時委員会：歯科医院のための個人情報保護法Q＆A．日本歯科医師会，東京，2005．
- 竹中晃二：継続は力なり：身体活動・運動アドヒアランスに果たすセルフエフィカシーの役割．体育学研究，47：63-269，2002．
- 宗像恒次：セルフケアのできる人・できない人．教育と医学，48：70-75，2000．
- メアリA．ミラーほか（深谷計子ほか監訳）：看護にいかすクリティカルシンキング．医学書院，東京，2002．
- 茂木秀昭：ロジカル・シンキング入門．日本経済新聞社，東京，2004．
- Woodall IR ed.：Comprehensive dental hygiene care. 3rd ed. Mosby, St. Lous, 1985.
- Woodall IR ed.：Comprehensive dental hygiene care. 4th ed. Mosby-Year Book, St. Lous, 1993.

第3章

＜引用文献＞

1) Dental hygiene research agenda, 2003. Canadian Dental Hygienists' Association. （アクセス日 2005.6.16. http：//www.cdha.ca/pdf/research_agenda102603.pdf）
2) Dental hygiene：Focus on advancing the profession. American Dental Hygienists' Association, 2005. （アクセス日　2005. 6. 30. http//www.adha.org/downloads/ADHA_Focus_Report.pdf）
3) Cobban SJ：Evidence-based practice and the professionalization of dental hygiene. *Int J Dent Hygiene*, 2：152-160, 2004.
4) Blueprint for the National Dental Hygiene Certification Exam. National Dental Hygiene Certification Board. Ottawa, Canada. （アクセス日 2006.2.2. http：//www.ndhcb.ca/files/blueprint_en.pdf）
5) Mueller-Joseph L, Petersen M：Dental hygiene process：Diagnosis and care planning. Delmar Publishers, Albany, 1995.
6) Darby ML, Walsh MM：Dental hygiene theory and practice. 2nd ed. WB Saunders Company, Philadelphia, 2003.
7) Wilkins EM：Clinical practice of the dental hygienist. 9th ed. Lippincott, Williams & Wilkins, Philadelphia, 2005.
8) Competencies for entry into the profession of dental hygiene. American Dental Education Association, *J Dent Educ*, 68：745-749, 2004.
9) Dental hygiene：Definition, scope and practice standards. Canadian Dental Hygienists' Association, 2002. （アクセス日 2006.1.8. http：//www.cdha.ca/）
10) Accreditation requirements for dental hygiene programs. Commission on Dental Accreditation of Canada. （アクセス日 2006.1.14. http：//www.cda-adc.ca/）
11) Sunell S, Wilson M, Landry D：Learning outcomes for Canadian dental hygiene education. Dental Hygiene Educators Canada. 2003. （アクセス日 2006.1.17. http：//www.dhec.ca/summit.html）
12) Policy framework for dental hygiene education in Canada 2005（1998, 2000）．Canadian Dental Hygienists Association. （アクセス日 2006.1.8. http：www.cdha.ca）
13) Blitz P, Hovius M：Towards international curriculum standards. *Int J Dent Hygiene*, 1：57-61, 2003.
14) 平尾智広ほか：医療の質の確保のためのコアとなる職種横断的資質に関する研究．厚生労働科学研究費補助金医療技術評価総合研究事業，平成16年度総括・分担研究報告書，2，2005．
15) 菊谷　武：介護予防と歯科衛生士．歯科衛生士，29：25-32，2005．
16) 厚生労働省老健局：平成18年度介護報酬等の改訂について．—概要—．社会保障審議会介護給付費分科会第39回資料．老健，2006.3，54-57．

17) 歯科医療研修振興財団編：歯科衛生士国家試験出題基準　平成23年版．口腔保健協会，東京，2011．
18) 佐藤陽子ほか：口腔保健学における歯科衛生ケアプロセスの教育に関する研究．日歯教誌，21：11-20, 2005.
19) 佐藤陽子ほか：3年制歯科衛生士教育における摂食・嚥下指導カリキュラム．日歯教誌，20：25-32, 2005.
20) Sato Y et al.: Dysphagia management in a 3-year dental hygiene education programme in Japan. *Int J Dent Hygiene*, 3：179-184, 2005.

＜参考文献＞
- 黒田裕子：看護過程の教え方．医学書院，東京，2000.
- Gadbury-Amyot CC: Dental hygiene theory: building the evidence for dental hygiene practice. Fourth National Research Conference. An online supplement to the Spring 2001. *J Dent Hyg*, 2001.

Appendices

＜引用文献＞
1) ローン・ショー，ASブリンクホーン（岡田昭五郎 監修）：オーラルヘルスプロモーション．口腔保健協会，東京，1994, 30.
2) Bandura A: Self-efficacy: Toward a unifying theory of behavioral change. *Psychological Review*, 84：191-215, 1977.
3) 宗像恒次ほか編：保健医療行動科学辞典．メヂカルフレンド社，東京，2000, 152-153.
4) Macgregor IDM et al.: Self-concept and dental health behavior in adolescents. *J Clin Periodontol*, 24：335-339, 1993.
5) 渡辺正樹：Health Locus of Controlによる保健行動予測の試み．東京大学教育学部紀要，25：299-307, 1985.
6) 大川由一ほか：口腔保健状態に関する選好および効用評価の試み．千葉県立衛生短期大学紀要，15：27-33, 1996.
7) 福田市朗：意思決定理論における心理学的なアプローチ．経営情報研究，10：65-90, 2003.
8) PRECEDE-PROCEED Modelの理論と実践，モデルの概要について．ヘルスプロモーション研究センター．（アクセス日2006.8.23. http://homepage1.nifty.com/PRECEDE-PROCEED/precede/giyou.html）
9) 石川達也ほか編：かかりつけ歯科医のための新しいコミュニケーション技法．医歯薬出版，東京，2000, 201-223.
10) 高橋浩之ほか：自己管理スキル尺度の開発と信頼性・妥当性の検討．日公衛誌，47：907-914, 2000.
11) Darby ML, Walsh MM: Application of the human needs conceptual model to dental hygiene practice. *J Dent Hyg*, 74：230-237, 2000.

＜参考文献＞
- JDボールドウィン，JIボールドウィン（内田雅人 訳）：日常生活の行動原理　学習理論からのヒント．プレーン出版，東京，2003.
- ピーター・Mフェイヤーズ，デビッド・マッキン（福原俊一，数間恵子 訳）：QOL評価学．中山書店，東京，2005.
- 中村譲治：ヘルスプロモーションと口腔保健．*J Natl Inst Public Health*, 52：17-22, 2003.
- 深井穫博：行動科学における口腔保健の展開．*J Natl Inst Public Health*, 52：46-54, 2003.

和文索引

あ

アセスメント　2, 7, 17, 73
　　──の構成　8
　　──の手順　10
　　──の流れ　8
アドヒアランス　70, 80
アポイントメントプラン　62
アメリカ歯科医学教育学会　20, 26
アメリカ歯科医師会　14, 20, 85
アメリカ歯科衛生士会　4, 20, 28, 83, 85

い

インターディシプリナリー　56
インフォームドコンセント　64
医学診断　18
異文化歯科衛生　55
意思決定　1, 3, 6, 14, 18, 87, 94

う

ウィルキンス　3, 6
ウォルシュ　4, 43
ウッダール　3, 6

え

エックス線診査　9
エンパワーメントモデル　53, 55
栄養・食事　9
疫学　35

お

オーラルヘルス・イン・アメリカ　50

か

カウンセリング　34
カテゴリー　8
カナダ歯科衛生士会　5, 20, 75, 85, 86
価値-期待理論　89
課題分析　19
介護保険　87
介護予防サービス　87
介入研究　36
解釈・分析　8, 11, 12
解釈モデル　34, 53
外的統制　92
外発的動機づけ　69
概念　8, 62, 87
概念モデル　3, 45
概念枠組み　8
学習成果　5, 86
学習理論　41, 59, 68
　　──の応用　68
看護過程　3, 18, 41
看護診断　18, 25
　　──の定義　19
観察研究　36

き

記述疫学　35
記録　8, 10, 72, 74
既往歴　8
基準　60, 76

期待される結果　56, 58, 59, 65
　　──の記述のガイドライン　59
　　──の達成度　78
器質的ケア　61
機能障害の阻止　39
機能的ケア　61
客観的情報　8, 73
教育　85
強化因子　97
共同治療者　52

く

クライエント　1, 4
クライエント・セルフケア・コミットメントモデル　42, 53
クリティカル思考　14, 26, 72, 87
グループ・ダイナミックス　69
グレンリアン　6

け

ケア　36
ケースコントロール研究　36
計画　74
計画立案　2, 29
傾聴　30, 71
結果期待　90
研究　27, 35, 84
健康関連QOLモデル　49
健康増進　38
健康日本21　38, 52
言語メッセージ　30
現病歴　8

こ

コーチング　34
コホート研究　36
コミットメント　53, 59
コミュニケーション　30
コンピテンシー　85, 86
コンプライアンス　54, 59, 70, 92
個人情報の保護　75
口腔ケア　60, 61
口腔ケアプラン　60, 62
口腔衛生診断　19
口腔外の診査　8
口腔関連QOL　49, 55
　──の歯科衛生モデル　17, 42, 49, 104
口腔機能向上　87
口腔診断　28
口腔清掃　8
口腔保健学　3, 87
口腔保健診断　19
行動科学　29, 42
行動動詞　59
行動変容　42, 67, 94
効用　93
効力期待　90
国際歯科衛生士連盟　86
根拠　20, 88
　──に基づいた意思決定　85
　──に基づいた医療　7
　──に基づいた歯科衛生　85
　──に基づいた実践　85

し

思考過程　2

歯科衛生　3, 19
　──の専門性　19
歯科衛生過程　1
歯科衛生ケア　1, 2, 21, 27, 88
歯科衛生ケアプラン　56, 62, 72
　──の構成　56
歯科衛生ケアプロセス　1, 4, 32, 62, 84
歯科衛生ヒューマンニーズ・アセスメント用紙　100
歯科衛生ヒューマンニーズ概念モデル　5, 13, 44, 102
歯科衛生プロセス　1
歯科衛生プロセスモデル　24, 102, 104
歯科衛生介入　56, 57, 63
歯科衛生学　3
歯科衛生観　11
歯科衛生行動　4, 51
歯科衛生士業務記録　72
歯科衛生診断　2, 18, 19, 20, 27
　──のタイプ　23, 57
　──の根拠　20
　──の定義　19
　──の目的　20
歯科衛生診断文　21, 102, 103
　──のルール　23
歯科衛生予後　58, 59
歯科衛生理論　85
歯科診断　18, 20, 21, 25
歯科的既往歴　8
歯周組織　8
自己規制　28
自己管理スキル　42, 98
自己効力感　66, 69, 89
時間設定　60

疾病の自然史　37, 49
質の保証　82
実現因子　98
実在　23, 57
実施　2, 64, 74
　──の流れ　72
主観的情報　8, 73
主語　59
主訴　8
修飾語　22
集団力学　69
準備因子　97
症状　11
症状・徴候　25, 100, 102, 103
照合　8, 11
上級実践歯科衛生士　28
状況　60
情報収集　8, 11
情報処理　8, 10
職業モデル　4
心理・社会・行動面　17, 65, 104
　──の背景　8, 13
信頼性　76
診断　18
　──の定義　18, 19
診断モデル　24
診断句　22, 25, 27, 63
診断指標　25, 102

す

スモールステップ　66, 90

せ

セルフケア　52

せ

セルフケア行動　42, 70
生活の質　48
生物医学データ　13
生物医学モデル　53
生理的動機づけ　69
整理・分類　8, 10
摂食・嚥下機能　9, 12
専門職モデル　4
専門性　19
専門的口腔ケア　60, 61, 62
潜在的　23, 57
選好　95
全身的既往歴　8, 45
全人的ケア　86
全面的達成　78

そ

双方向性コミュニケーション　31, 32

た

ダービー　4, 44
多属性効用理論　42, 93
妥当性　76
対象者　1
第1次予防　37
第2次予防　38
第3次予防　39
達成度　78
単方向性コミュニケーション　32

ち

徴候　11

と

トランスディシプリナリー　55, 56
統合　11
特異的防御　38

な

内的統制　92
軟組織　8

に

ニード（ニーズ）　21, 44, 100, 102, 103
日常生活動作　48
日本歯科衛生士会　61
日本歯周病学会　56

は

パラダイム　3
歯　8
発生率　35

ひ

ヒューマンニーズ概念モデル　42, 44, 53
　　──モデルの応用　44
ヒューマンニード　18
非言語メッセージ　30
評価　2, 74, 76, 78
　　──の流れ　81
標準　76
病因　11, 22, 57, 63, 102

病因句　22, 25, 27, 63

ふ

プリシード/プロシードモデル　42, 96
ブリティッシュ・コロンビア州歯科衛生士協会　20
ブルーネット　14
プロセス　1
部分的達成　79
分析疫学　36

へ

ヘルシーピープル2010　50, 54
ヘルス・ローカス・オブ・コントロール　92
ヘルスプロモーション　38, 96

ほ

ボディイメージ　45
ボディランゲージ　30
保健行動　19, 42, 89
　　──のシーソーモデル　42, 43
保健信念モデル　42, 89

ま

マズローの欲求階層理論　44

み

ミラー　18
未達成　80

も

モチベーション　44, 69
モデリング　69
目標　56, 57, 58
　　──の達成度　78
物語に基づいた医療　7
問題　11, 21, 23, 63, 102
　　──の抽出　19
問題・状態　22, 27
問題解決　1, 3, 87
問題整理　19, 88
問題志向型システム　19
問題志向型診療録　3
問題診断　19
問題領域の選定　19

ゆ

有病率　35

よ

予後　59
用語の標準化　75
欲求　18, 44
予防のレベル　37

ら

ライフステージ　31

り

リスク　23, 57

リスクアセスメント　40
リスクコントロール　41
リスク因子　35
リハビリテーション　39, 48
理論　3, 14, 41, 62, 85
臨床検査　9

れ

レジデンシャルケア歯科衛生士　28

ろ

ローカス・オブ・コントロール　42, 92

欧文索引

A

ADA 20
ADEA 20
ADHA 4, 20
Adherence 70
ADHP 28
ADL 48
Advanced Dental Hygiene Practitioner 28
Analysis 11
Assessment 2, 7

B

Behavior modification 42
Body image 45
Body language 30

C

Case control study 36
CDHA 5, 20
CDHBC 20
Classification 10
Client 1
Coaching 34
Cohort study 36
Commitment 53
Competency 86
Compliance 54
Concept 8
Conceptual framework 8
Conceptual model 45
Counselling 34
Criteria 76
Critical thinking 14, 15

Cross-cultural dental hygiene 55

D

Darby 24
Defining characteristics 25
Dental hygiene 3
Dental hygiene care 2
Dental hygiene care plan 56
Dental hygiene diagnosis 2, 18
Dental Hygiene Process Model 24
Dental hygiene prognosis 59
Diagnosis 18
Diagnostic qualifiers 22

E

EBDH 85
EBM 7
EBP 85
Empowerment model 55
Evaluation 2, 76
Evidence-based decision making 85
Evidence-based dental hygiene 85
Evidence-based practice 85
Explanatory model 34
External locus of control 92

G

Gurenlian 6, 24

H

Health Belief Model 89
Health promotion 38
Health-related behavior 42
HLC 92
Holistic care 86
Human need 18

I

IFDH 86
Implementation 2, 64
Interdisciplinary 56
Internal locus of control 92
Interpretation 11

L

Learning outcome 5, 86
Learning theory 41
Life stage 31
Locus of control 92

M

MIDORIモデル 96
Motivation 44
Mueller-Joseph 24
Multi Attribute Utility Theory 93

N

NBM 7
Need(s) 21, 44, 100, 102, 103

O

OHRQL 49, 52, 104
One-way communication 32
Oral health-related quality of life model 49
Oral Risk Assessment 40
ORA システム 40
Organization 10
O データ 8, 10, 72

P

Petersen 24
Planning 2, 29
POMR 3, 73
POS 19, 73
PRECEDE-PROCEED Model 96
Preference 95
Problem oriented system 19
Process 1
Professional oral health care 61
Psycho-social-behavioral assessment 17

Q

QOL 48, 49, 95, 98

R

Residential care dental hygienist 28
Risk assessment 40
Risk factor 35

S

Self-care 52
Self-efficacy 66, 89
Self-regulation 28
Signs 11
Small step 66
SOAPIE 形式 73
SOAP 形式 73, 77
Standard 76
Symptoms 11
Synthesis 11
S データ 8, 10, 72

T

Transdisciplinary 56
Two-way communication 32

U

Utiltiy 93

V

Validation 11

W

Walsh 24
Wilkins 6
Williams 24
Woodall 6

【監著者略歴】

下野 正基（しもの まさき）
- 1970年　東京歯科大学卒業
- 1973年　東京歯科大学講師
- 1974～1976年　イタリア・ミラノ大学客員研究員
- 1976年　東京歯科大学助教授
- 1991年　東京歯科大学教授
- 2011年　東京歯科大学名誉教授

【編著者略歴】

佐藤 陽子（さとう ようこ）
- 1983年　宮城歯科衛生士学院卒業，歯科診療所勤務
- 1997年　多賀城市役所健康長寿課保健予防係勤務
- 2001年　宮城高等歯科衛生士学院専任教員
- 2003年　宮城高等歯科衛生士学院教務主任
- 2007年　東北大学大学院歯学研究科修士課程修了（口腔科学修士）

齋藤 淳（さいとう あつし）
- 1989年　東京歯科大学卒業
- 1993年　東京歯科大学大学院歯学研究科修了博士（歯学）
- 1994～1996年　ニューヨーク州立大学バッファロー校客員研究員
- 1998年　東京歯科大学講師
- 1999年　同大学非常勤講師，齋藤歯科副院長
- 2002年　東北大学歯学部非常勤講師
- 2003年　宮城高等歯科衛生士学院教務部長
- 2007年　東京歯科大学講師
- 2011年　東京歯科大学教授

【著者略歴】

保坂 誠（ほさか まこと）
- 1975年　東京歯科大学卒業
- 同年　東京歯科大学助手
- 1986年　東京歯科大学講師
- 1992年　千葉県立衛生短期大学助教授（歯科衛生学科）
- 2009年　千葉県立保健医療大学准教授
- 2016年　東京歯科大学千葉病院（現千葉歯科医療センター）臨床教授

Ginny Cathcart, B.A., Dip. D.H., M. Ed. RDH
- 1970年　University of Alberta 卒業
- 1974年　University of Alberta, Dental Hygiene Program 修了
- 1980年　University of Alberta, Faculty of Dentistry（歯科衛生を教授）
- 1986年　Vancouver Community College, Dental Hygiene Program
- 2001年　Simon Fraser University 修士課程修了
- 同年　Vancouver Community College, Dental Hygiene Program Department Head
- 2008年　Instructional Associate, Vancouver Community College

歯科衛生ケアプロセス　　ISBN978-4-263-42159-8

2007年1月20日　第1版第1刷発行
2024年1月20日　第1版第7刷発行

編集　下野　正基
発行者　白石　泰夫
発行所　医歯薬出版株式会社

〒113-8612　東京都文京区本駒込1-7-10
TEL.（03）5395-7638（編集）・7630（販売）
FAX.（03）5395-7639（編集）・7633（販売）
https://www.ishiyaku.co.jp/
郵便振替番号　00190-5-13816

乱丁，落丁の際はお取り替えいたします　　印刷・教文堂／製本・皆川製本所

© Ishiyaku Publishers, Inc., 2007. Printed in Japan

本書の複製権・翻訳権・翻案権・上映権・譲渡権・貸与権・公衆送信権（送信可能化権を含む）・口述権は，医歯薬出版(株)が保有します．

本書を無断で複製する行為（コピー，スキャン，デジタルデータ化など）は，「私的使用のための複製」などの著作権法上の限られた例外を除き禁じられています．また私的使用に該当する場合であっても，請負業者等の第三者に依頼し上記の行為を行うことは違法となります．

JCOPY ＜出版者著作権管理機構 委託出版物＞

本書をコピーやスキャン等により複製される場合は，そのつど事前に出版者著作権管理機構（電話 03-5244-5088, FAX 03-5244-5089, e-mail：info@jcopy.or.jp）の許諾を得てください．